Leben Lernen

Die Reihe »Leben Lernen« stellt auf wissenschaftlicher Grundlage Ansätze und Erfahrungen moderner Psychotherapien und Beratungsformen vor; sie wendet sich an die Fachleute aus den helfenden Berufen, an psychologisch Interessierte und an alle nach Lösung ihrer Probleme Suchenden.

Alle Bücher aus der Reihe ›Leben Lernen‹ finden Sie unter:
www.klett-cotta.de/lebenlernen

Dieses Praxisbuch ermöglicht approbierten Psychotherapeut:innen einen einfachen, praxisnahen Zugang zur Anwendung von EMDR in der Therapie von Traumafolgestörungen bei Kindern und Jugendlichen. Der Fokus liegt auf dem kindgerechten Einsatz unter Berücksichtigung der besonderen Bedürfnisse von Kindern und Jugendlichen in ihren jeweiligen Alters- und Entwicklungsstufen. Das Buch enthält viele praktische Übungen und Anregungen, die eine EMDR-Therapie mit Kindern und Jugendlichen erst möglich machen.

Daniela Lempertz

EMDR-Therapie für Kinder und Jugendliche

Eine entwicklungsorientierte Praxis

Klett-Cotta

Die digitalen Zusatzmaterialen haben wir zum Download auf www.klett-cotta.de bereitgestellt. Geben Sie im Suchfeld auf unserer Homepage den folgenden Such-Code ein: **OM89332**.
Die Audiodateien können Sie unter folgendem Link und QR-Code auch direkt anhören: www.klett-cotta.de/lempertz-emdr-kinder.

MIX
Papier | Fördert gute Waldnutzung
FSC® C014889

Klett-Cotta
www.klett-cotta.de
J. G. Cotta'sche Buchhandlung Nachfolger GmbH
Rotebühlstr. 77, 70178 Stuttgart
Fragen zur Produktsicherheit: produktsicherheit@klett-cotta.de

Cover: Jutta Herden, Stuttgart
unter Verwendung einer Abbildung von Victor Bertrand/Adobe Stock
Gesetzt von Eberl & Koesel Studio, Kempten
Gedruckt und gebunden von Pustet, Regensburg
Lektorat: Dr. Petra Kunzelmann, Coburg
ISBN 978-3-608-89332-8
E-Book ISBN 978-3-608-12508-5
PDF-E-Book ISBN 978-3-608-20734-7

Bibliografische Information der Deutschen Nationalbibliothek
Die Deutsche Nationalbibliothek verzeichnet diese Publikation in der Deutschen Nationalbibliografie; detaillierte bibliografische Daten sind im Internet über http://dnb.d-nb.de abrufbar.

»Bist du ein Detektiv?«, fragte ein Kind, als es in der Praxis eine grüne Bürolampe sah.
»Ja, irgendwie schon: Ich suche mit Kindern nach Lösungen für Probleme oder Sorgen ... wir schauen gemeinsam, wie Detektive, was helfen könnte, damit es dir wieder gut oder besser geht. Wir schauen, was dir guttut und dich unterstützt ...!«

Inhalt

ANHANG

Vorwort

Sie finden eine gesprochene Einladung der Autorin zum Buch unter www.klett-cotta.de/lempertz-emdr-kinder.

Mit diesem Buch möchte ich Ihnen einen Einblick in die Praxis der EMDR-Therapie mit Kindern und Jugendlichen geben. Die Idee zu diesem Buch entstand während einer Supervisionssitzung mit einer Supervisandin, die fragte: »Könnten Sie die Ideen und Anregungen nicht aufschreiben?« Es dauerte noch ein wenig, doch der Samen war gesät, und das Buch begann zu wachsen und zu reifen. Alle Anregungen und Übungen in diesem Buch sind praxiserprobt und für die Anwendung in der psychotherapeutischen Arbeit mit Kindern, Jugendlichen und Familien zusammengestellt. Einige Übungen sind selbst entwickelt, andere wurden durch Impulse bei Vorträgen oder Konferenzen angeregt und an die Bedürfnisse von Kindern und Jugendlichen angepasst, nach bestem Wissen und Gewissen.

Die im Titel betonte Entwicklungsorientierung bezieht sich einerseits auf die Anwendung von EMDR bei Kindern vom Kleinkindalter bis hin zur frühen Adoleszenz – also Kindern und Jugendlichen in der Entwicklung. Andererseits wird die Entwicklung des Kindes innerhalb einer EMDR-Behandlung betont: Welche Fähigkeiten wurden im Verlauf der Psychotherapie entwickelt? Welche Ressourcen konnten verstärkt werden? Welche belastenden Ereignisse wurden so verarbeitet, dass eine Neuorientierung nun möglich ist?

Das Buch besteht aus zwei Teilen: einem Überblick über die Behandlung von Kindern mit posttraumatischen Stresssymptomen mit EMDR und einem Praxisteil mit Ressourcen- und Stabilisierungsübungen für Kinder und ihr Bezugssystem.

Und nun, bevor Sie mit dem Lesen des Buches beginnen, noch ein ganz wichtiger Hinweis: Dieses Buch ersetzt keine Ausbildung in EMDR für Kinder und Jugendliche. Falls Sie sich dafür interessieren, orientieren Sie sich bitte an den Richtlinien von EMDR Europa, um die Qualität der Behandlung von traumatisierten Kindern zu sichern.

Mein größter Dank gilt den Kindern, Jugendlichen und ihren Familien, die ich auf ihrem Weg, ihre traumatischen Erfahrungen und deren Folgen überwinden zu lernen, begleiten konnte. Es gab immer wieder Momente, in denen ich beeindruckt und tief berührt Kinder erleben durfte, die nicht aufgegeben haben und auch ihren Glauben an etwas Gutes behalten oder entwickeln konnten. O-Ton eines Jugendlichen: »Aufgeben war und ist keine Option!«

In diesem Buch werden die weibliche und männliche Form abwechselnd gebraucht. Selbstverständlich sind die nicht genannten Geschlechtsformen dabei einzubeziehen.

I

Theorieteil

KAPITEL 1

Einführung

Ein Leben in Sicherheit ist ein grundlegendes menschliches Bedürfnis, doch zeigt die Realität, dass sich dies meist als Illusion herausstellt: Unfälle können passieren, Krankheiten entstehen, Konflikte und Streitigkeiten können ausarten, so dass sie bedrohlich und nicht mehr einschätzbar werden. Um mit solchen Ereignissen umgehen zu können, hat unser Organismus Möglichkeiten, darauf zu reagieren: Nach Pervanidou et al. (2020) ist die Aufgabe des Stresssystems eine Aufrechterhaltung des gegenwärtigen Gleichgewichts von realen oder wahrgenommenen und akuten oder chronischen Stressoren. Das Stresssystem sichert oder verbessert die Überlebensfähigkeit eines Menschen und führt in Stresssituationen zu angemessenem Verhalten und physischen Anpassungen. Auf physiologischer Ebene reagiert das autonome Nervensystem bei akutem Stress »automatisch« auf einen Stressor und aktiviert das sympathische Nervensystem. Nachfolgend kommt es zu einer Zunahme der Herzfrequenz, einer Steigerung des Blutdrucks, zu beschleunigter Atmung, Muskelanspannung und zur Freisetzung von Stresshormonen, wie z. B. Adrenalin und Cortisol. Alltägliche stressvolle Ereignisse, etwa Streitigkeiten oder eine notwendige, jedoch unangenehme medizinische Untersuchung, können ebenfalls zu den oben beschriebenen physiologischen und motorischen Abläufen führen und enden in der Regel mit einer Beruhigung des Organismus und einer Reorientierung des Menschen in der sicheren Gegenwart: Das Ereignis ist überstanden. Moderate stressvolle Erfahrungen können in diesen Fällen durch liebevolle und tröstende Zuwendung »repariert«, verarbeitet und integriert werden.

Ein psychologisches Trauma beschreibt eine starke Erschütterung des Selbstbilds und stellt das Erleben einer außergewöhnlichen Bedrohung dar – auch beim Erleben eines traumatisierenden Ereignisses in Zeugenschaft. In den ersten Wochen nach dem Ereignis kann sich eine akute Belastungsreaktion mit Symptomen der Übererregung zeigen wie Schlafstörungen, Alpträumen, Konzentrationsstörungen. Klammerverhalten und »anhänglich sein« sind besonders bei Vorschulkindern zu beobachten. Nachhallerinnerungen, sogenannte »Flashbacks«, können alle Sinne, wie z. B. Sehen, Riechen, Schmecken, Hören, betreffen. Entwicklungsrückschritte oder -stillstände, Einnässen, Einkoten, Stimmungslabilität, von traurig bis aggressiv, schnell wechselnd, können sich als vorübergehende Verhaltensveränderungen zeigen. Sollten diese Symptome länger andauern oder sich erst als verlangsamte Reaktion auf ein belastendes Ereignis oder eine Situation außergewöhnlicher Bedrohung einstellen, entwickelt sich einige Zeit danach – Wochen oder Monate nach dem Ereignis – eine Posttraumatische Belastungsstörung (Rosner et al., 2019).

Zur Behandlung von Traumafolgestörungen wurde in den 1980er Jahren von der US-amerikanischen Psychologin und Psychotherapeutin Francine Shapiro die EMDR-Therapie entwickelt. EMDR steht als Abkürzung für *Eye Movement Desensitization and Reprocessing* – es bedeutet übersetzt: Desensibilisierung und Verarbeitung durch Augenbewegungen.

KAPITEL 2

Trauma und Traumafolgestörungen – Wie ist es bei Kindern?

Traumatische Erfahrungen beschreiben erlebte oder miterlebte Ereignisse von existenzieller Bedrohung, die bei fast allen Menschen tiefe Verzweiflung auslösen (Rosner et al., 2019). Die amerikanische Psychiaterin Lenore Terr (1991) forschte zu Kindheitstraumata und deren Auswirkungen. Sie unterscheidet zwischen einem kurz dauernden, einmaligen Trauma (Typ I) und lang andauernden, mehrfachen Traumata (Typ II), siehe Tabelle 2-1.

Tab. 2-1: Traumaeinteilung nach Terr (1991)

Trauma-Typ I	Trauma-Typ II
Einzelnes, unerwartetes Ereignis, von kurzer Dauer, z. B. Verkehrsunfälle, Naturkatastrophen	Serie miteinander verknüpfter Ereignisse, oft lang andauernd, sich wiederholend
Meist klare, lebendige Wiedererinnerungen; Vollbild PTBS, Hauptemotion: Angst	Körperliche oder sexuelle Misshandlungen in der Kindheit, überdauernde zwischenmenschliche Gewalterfahrungen
Öffentlich besprechbar	Nicht öffentlich besprechbar
Gute Behandlungsprognose	Diffuse Wiedererinnerungen

Es wurde diskutiert, ob traumatische Erlebnisse bei Kleinkindern zu einer Posttraumatischen Belastungsstörung (PTBS) führen können. Ein Argument ist, dass ihre Gehirnreifung noch nicht abgeschlossen ist und sie weniger kognitive Fähigkeiten haben, Ereignisse als traumatisch zu verarbeiten (Lupien et al., 2009; Yule, 1994). Zudem seien sie nicht in der Lage, die Gefahren, die mit dem traumatischen Ereignis verbunden waren und eventuell immer noch sind, zu verstehen. Inzwischen ist anerkannt, dass auch sehr junge Kinder posttraumatische Belastungssymptome entwickeln können (De Young & Landolt, 2018; Woolgar et al., 2022). Posttraumatische Belastungssymptome bei Kindern sind altersspezifisch und hängen vom Entwicklungsstand des Kindes, möglichen Komorbiditäten, sozialen Beziehungen und Bindungserfahrungen ab (Ahrens-Eipper & Nelius, 2014; Greenwald, 2005). Die Symptome einer PTBS bei Kindern nach dem Erleben eines traumatisierenden Ereignisses sind Vermeidungsverhalten/psychische Betäubung, Übererregung (Hyperarousal), Ängste, Klammerverhalten (insbesondere bei Vorschulkindern), Konzentrationsstörungen und Intrusionen (Vasileva et al., 2018).

Die unterschiedlichen Reaktionen auf ein traumatisches Erlebnis in Bezug auf Intensität und Quantität lassen sich durch persönliche Resilienzfaktoren, das Alter des Kindes, ob die Hirnreifung sich im sprachlichen oder vorsprachlichen Stadium befand, erklären und damit, ob das Erlebnis im expliziten oder impliziten Gedächtnis gespeichert wurde (Heim et al., 2019; Shapiro, 2018). Der *Internationalen Klassifikation der Krankheiten* der Weltgesundheitsorganisation (Dilling et al., 2012) zufolge stellt die Posttraumatische Belastungsstörung eine traumabedingte Störung dar, die zu physiologischen und psychologischen Reaktionen und Veränderungen führt.

Laut Landolt et al. (2013) erfahren über 50 % der Kinder und Jugendlichen ein oder mehrere traumatisierende Ereignisse, bevor sie das Erwachsenenalter erreichen, wobei sich bei 15,9 % im Durchschnitt eine PTBS entwickelt (Alisic et al., 2014). In der Längsschnittstudie über den Zeitraum von vier Jahren von Osofsky et al. (2015) wurde dargestellt, dass 18 % der Kinder zunehmend mehr Symptome und 9 % stabil hohe Symptome zeigten. Diese Beobachtung machten auch Tang et al. (2017): Bei ca. 43,9 % der Kinder und Jugendlichen bildet sich nach einem Erdbeben in den nächsten zwölf Monaten eine PTBS und bei 15,7 % nach 30 Monaten aus. Rezayat et al. (2020) untersuchten die psychologischen Auswirkungen nach dem Erleben eines Erdbebens oder einer Flut und gehen davon aus, dass ca. 19,2 % der Kinder und Jugendlichen das Vollbild einer PTBS zeigen. Das Bundesamt für Bevölkerungsschutz und Katastrophenschutz (2021) legte dar, bei 11 bis 91 % der Kinder und Jugendlichen führten ökologische Katastrophen wie Erdbeben zu einer PTBS. Dieser große Range ist vermutlich damit zu erklären, dass in der Zeit nach einer Katastrophe zunächst tätige Hilfe und Unterstützung notwendig sind und dass das Erheben genauer Daten nachrangig ist und aufgrund eventuell zerstörter Infrastruktur (Lempertz & Leutner, 2023) oder auch einer eventuell eher ablehnenden Haltung der Betroffenen in der Zeit nach der Katastrophe erschwert wird.

Kleine Kinder sind besonders gefährdet, Unfälle zu erleben und verletzt zu werden, und bei 10 bis 25 % von ihnen entsteht danach eine Posttraumatische Belastungsstörung. Es gibt jedoch keine empirisch untermauerten präventiven Interventionen (Haag et al., 2020). Le Brocque et al. (2020) legten dar, dass eines von acht Kindern nach einer intensivmedizinischen Behandlung posttraumatische Stresssymptome erkennen ließ und dass sich der Grad des posttraumatischen Stresses bei Kindern im Stress der Eltern widerspiegelt. Die Studie von Scheeringa und Zeanah (2001) hat gezeigt, dass 88 % der PTBS-Symptomatik bei Kindern nicht von Klinikern beobachtbar sind. Gerade bei jüngeren Kindern, bei denen eine Selbstauskunft begrenzt zu erheben ist, muss dies beachtet werden. Erst die Verbindung der Traumaanamnese und des psychopathologischen Befunds führt hier zur Diagnose. Kinder und Jugendliche mit einer PTBS können komorbide Symptome wie Depressionen, Angstzustände, Drogenmissbrauch, Dissoziation, Dysphorie oder aggressives Verhalten (Lewis et al., 2019) aufweisen. Eine Multimorbidität tritt besonders häufig nach längerer oder wiederholter Exposition gegenüber schweren Stressoren auf – z. B. bei anhaltender interpersoneller Gewalt oder Missbrauch innerhalb der Familie. Die Wichtigkeit einer rechtzeitigen und wirksamen Unterstützung oder Behandlung betonte auch die International Society for Traumatic Stress Studies (ISTSS, 2018).

2.1 Entwicklung und Bindung – Das Kind und seine primären Bezugspersonen

Kinder sind keine kleinen Erwachsenen.
Dieser wichtige Grundsatz der Entwicklungspsychologie gilt auch in der EMDR-Behandlung von Kindern!

Kenntnisse über entwicklungspsychologische Theorien sind für alle Berufsgruppen, die mit Kindern arbeiten, absolut notwendig. Allgemein betrachtet, befasst sich die Entwicklungspsychologie mit der Beschreibung und Erklärung von Veränderungen im Erleben und Verhalten über die Lebensspanne. Verschiedene Theorien, wie z. B. die Phasen-Theorie nach Burrhus Frederic Skinner (1904–1990), die Ökologische Entwicklungstheorie von Urie Bronfenbrenner (1917–2005) oder die Theorie der Stufenentwicklung der kognitiven Fähigkeiten nach Jean Piaget (1896–1980) bieten Normen an, die jedoch stets in einen Kontext zu dem individuellen Kind zu setzen sind: Wie wirken sich biologische und umweltbedingte Faktoren auf die intellektuelle, soziale und emotionale Entwicklung des Kindes aus? Welche Risiko- und Schutzfaktoren sind bei dem jeweiligen Kind vorhanden? Verläuft eine Entwicklung kontinuierlich oder diskontinuierlich? Wie kann das Wohl des Kindes, seine körperliche und seelische Gesundheit, gefördert und geschützt werden?

2.1.1 Aktuelle Forschung

In den vergangenen Jahren wurden beachtliche Fortschritte im Bereich der Entwicklungspsychologie, bezogen auf Kinder und Jugendliche, erzielt. Aktuelle Untersuchungen betonen unterschiedliche Effekte auf die kindliche Entwicklung: So hatte laut einer Studie von Corrigan et al. (2024) die COVID-19-Pandemie Auswirkungen auf die Hirnreifung bei Kindern und Jugendlichen. Studien belegen, dass die Hirnrinde bei Kindern während der Pandemie schneller gereift ist, was möglicherweise das Risiko psychischer Erkrankungen erhöht.

Die kindliche Entwicklung ist komplex und wird von vielen Faktoren beeinflusst, dazu zählen nun auch zunehmend globale Ereignisse, technologische Innovationen und kulturelle Einflüsse. Die nachfolgende Abbildung in Anlehnung an Bronfenbrenners Ökologische Entwicklungstheorie (Bronfenbrenner, 1981) zeigt anschaulich die Bezüge, in denen Kinder und ihre Familien leben und durch die eine Beeinflussung beim Aufwachsen erfolgt.

Das **Mikrosystem** beinhaltet die *direkte* Familie, den Kindergarten, die Schule, die direkte Umgebung und Nachbarschaft.

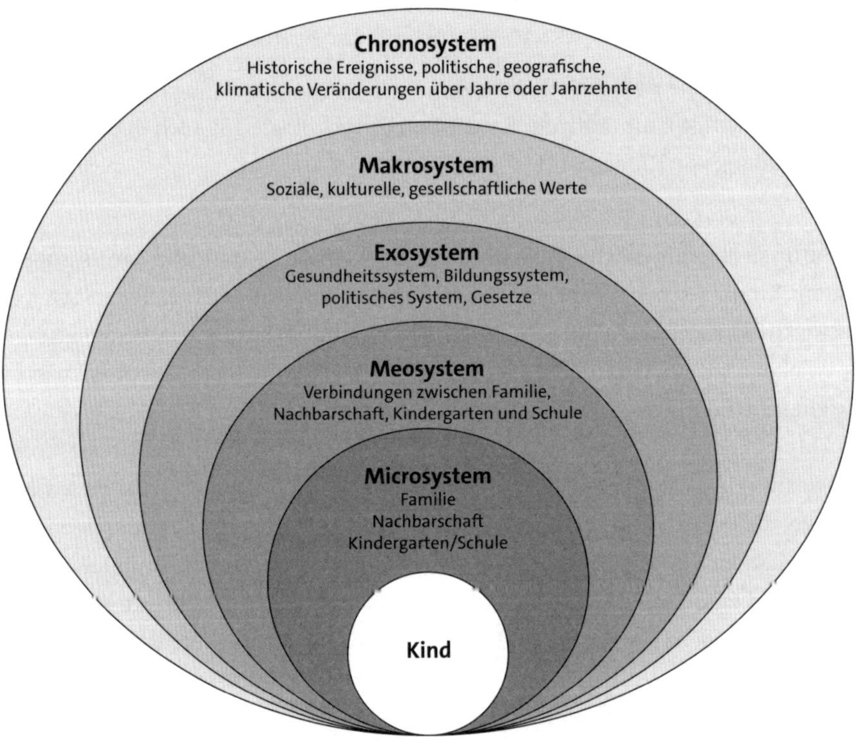

Abb. 2-1: Das Kind und seine Bezüge, in Anlehnung an Bronfenbrenner (1981)

Innerhalb des **Mesosystems** spielen die *Verbindungen* zwischen der Familie und ihrer Nachbarschaft, zum Kindergarten oder zur Schule, z. B. den anderen Kindern, den Erzieherinnen und Lehrern, eine wichtige Rolle.

Mit dem **Exosystem** wird der Einfluss des Gesundheitssystems, des Bildungssystems, des aktuellen politischen Systems und dessen Regierungsvorgaben/Gesetze hervorgehoben.

Das **Makrosystem** umfasst schließlich die sozialen und kulturellen Werte und Überzeugungen der Gesellschaft, in der das Kind lebt.

Unter dem Begriff **Chronosystem** »versammeln« sich historische Ereignisse, biologische und physiologische Veränderungen, klimatische Veränderungen sowie politische und geografische Veränderungen über die Jahrzehnte und Jahrhunderte.

Bei jedem Kind findet sich eine komplexe, einzigartige *bio-psycho-soziale* Struktur, die mitbestimmt wird durch die jeweiligen Bezugspersonen, durch Genetik, Umgebungsfaktoren, Bindungserfahrungen und eventuell traumatische bzw. dysfunktional gespeicherte Erlebnisse. Biologische Faktoren sind das Alter, Geschlecht, mögliche komorbide Erkrankungen. Zu den psychologischen Faktoren gehören belastende Lebensereignisse, Arbeitslosigkeit oder auch finanzielle Probleme. Soziale Faktoren beinhalten den Familienstand, sozioökonomische Faktoren und den Bildungsstatus.

Kein Kind kann alleine existieren, sondern ist – je nach Alter – auf die Zuwendung von und Versorgung durch Erwachsene angewiesen. Traumatische Erfahrungen des Bezugssystems können das Kind und die umgebende Gesellschaft/Familie beeinflussen, andererseits können auch funktionale, gesunde Familiensysteme durch ein traumatisiertes Kind belastet werden.

Verbundenheit ist die Essenz von Sicherheit.
Gabor Mate

Die Bindung eines Kindes bezieht sich auf die emotionale Beziehung, die es zu seinen *Hauptbezugspersonen* aufbaut. Sie hat wesentlichen Einfluss auf die soziale, emotionale und kognitive Entwicklung des Kindes und wirkt sich langfristig bis ins Erwachsenenalter aus.

Bereits Neugeborene brauchen stabile und vertrauensvolle Beziehungen zu ihren Bezugspersonen, die ihnen Kontakt und Sicherheit bieten! Das Bedürfnis nach Nähe und emotionaler Bindung stellt somit einen kontinuierlichen, lebenslangen Bestandteil des menschlichen Wachstumsprozesses dar. Die von John Bowlby begründete und von Mary Ainsworth weiterentwickelte Theorie unterscheidet vier verschiedene

Bindungstypen: sicher, unsicher-vermeidend, unsicher-ambivalent, desorganisiert. Auch wenn Bowlby von einem traditionellen Familienbild mit traditioneller Rollenverteilung ausging, bieten die Beschreibungen der Bindungstypen auch heute noch eine gute Orientierung bei der Einschätzung der Bindung zwischen den Hauptbezugspersonen und dem Kind.

Ein Kind mit einer *sicheren Bindung* fühlt sich in der Nähe seiner Bezugsperson geborgen. Während einer Trennung reagiert es häufig mit Traurigkeit oder Weinen, lässt sich schnell beruhigen, wenn die Bezugsperson zurückkehrt. Die Bezugsperson dient als eine Art »sicherer Hafen«, von dem aus ein Kind die Welt erkunden kann. Es vertraut darauf, dass die Bezugsperson immer wieder zurückkommt oder es jederzeit zur Bezugsperson zurückkehren kann und Zuwendung, Körperkontakt und Trost bzw. Schutz erfährt.

Kinder, die einen *unsicher-vermeidenden* Bindungstyp aufweisen, zeigen bei Abwesenheit der Bezugsperson nur wenig emotionale Reaktionen. Sie scheinen weder besonders traurig noch besorgt über die Trennung zu sein. Kehrt die Bezugsperson zurück, werden diese Kinder häufig nicht den Drang verspüren, Kontakt zu suchen, sondern neigen dazu, die Interaktion zu meiden. Sie lassen wenig Interesse an einer erneuten Verbindung oder Trost durch die Bezugsperson erkennen.

Ein Kind mit einer *unsicher-ambivalenten* Bindung hat ein starkes Bedürfnis, seiner Bezugsperson nahe zu sein, ist anhänglich und verlässt deren unmittelbare Umgebung nur selten. In der Trennungssituation kann es ängstlich oder wütend reagieren. Wenn die Bezugsperson zurückkehrt, fällt es dem Kind schwer, sich zu beruhigen oder wieder Vertrauen zu fassen. Es erlebt ambivalente Gefühle: einerseits den Wunsch nach Nähe und gleichzeitig Misstrauen gegenüber der Bezugsperson.

Beim *desorganisierten* Bindungstyp ist eindrücklich widersprüchliches und verwirrendes Verhalten erkennbar. Bei Kindern dieses Typs sind häufig ungewöhnliche Reaktionen, wie etwa das »Einfrieren« ihrer Bewegungen oder das Wiederholen bestimmter Handlungen, zu beobachten. Dieses Verhalten kann als eine Reaktion auf eine unsichere oder unvorhersehbare Bindungserfahrung eingeordnet werden, da dem Kind keine klare Orientierung geboten wird.

Selbst eine qualitativ hochwertige, sichere Bindung kann durch traumatische Erfahrungen beeinträchtigt werden.

Frühe Vernachlässigung oder Misshandlung durch die Eltern, der Verlust oder die Trennung von Eltern/Bezugspersonen, frühe und schmerzhafte medizinische Ereignisse oder Bezugspersonen, die emotional nicht erreichbar sind, können traumatisch sein und die Bindung zwischen Kind und den Hauptbezugspersonen schädigen. Wenn ein Kind in seinen frühesten Bindungsbeziehungen durch Missbrauch, Vernachlässigung oder Trennung traumatisiert wird, können Bindungspersonen Teil der abgespeicherten traumatischen Erinnerung werden. Die Behandlung von Kindern mit Bindungsstörungen hat sich weiterentwickelt, die Sichtweise auf die Ursache verändert.

Eine eher »alte Sichtweise« geht davon aus, dass das bindungsgestörte Kind voller Wut ist und von seinen Eltern/Bezugspersonen kontrolliert werden muss. Sein Verhalten ist absichtlich und muss bestraft werden.

Dagegen liegt in der psychotraumatologischen Praxis ein Schwerpunkt auf der Entwicklung der Fähigkeiten, Affekte zu differenzieren: »Was fühlst du gerade?«, »Wo spürst du das Gefühl von Freude oder Ärger körperlich?« Im Anschluss an diesen Entwicklungsschritt ist es dann wichtig, mit den Kindern – und hier gerade mit denjenigen, die unter traumatischem Stress leiden und sich in einem Hyperarousal befinden – die Fähigkeiten zur Affektregulierung zu entwickeln und auszubauen.

Laut der aktuellen Forschung haben Kinder, die ein Bindungstrauma erfahren haben, oft nur wenig Kontrolle über ihr Verhalten, das vielmehr als reflexartige Reaktion auf Überlebensnotwendigkeiten verstanden wird. Verhaltensweisen, die oft als oppositionell, rebellisch, unmotiviert oder antisozial angesehen werden, sind in Wirklichkeit häufig ein natürliches Resultat eines Gehirns, das auf das Überleben fokussiert ist. Dies kann z. B. Hinweise darauf geben, dass ein Kind permanent im Kampf- oder Fluchtmodus ist, häufige Impulsdurchbrüche zeigt und sich schnell bedroht oder angegriffen fühlt. Wichtige »Zutaten« einer sicheren Bindung sind:

- Berührung, Nähe, Augenkontakt
- Emotionale Schwingungsfähigkeit
- Sichere, haltgebende Umgebung
- Gemeinsame und geteilte Freude, Spiel

2.2 Diagnostik von Traumafolgestörungen bei Kindern

Die Diagnostik von Traumafolgestörungen bei Kindern soll gemäß den S3-Leitlinien (Rosner et al., 2019) nach den aktuellen Kriterien der *International Classification of Diseases* (ICD) oder des *Diagnostic and Statistical Manual of Mental Disorders* (DSM) erfolgen. Die ICD wird von der Weltgesundheitsorganisation (WHO) herausgegeben und weltweit angewandt, sie ist eine Klassifikation zur systematischen Erfassung, Analyse, Interpretation und zum Vergleich von Mortalitäts- und Morbiditätsdaten in verschiedenen Ländern und zu unterschiedlichen Zeiten.

Die ICD-11 (WHO, 2019) wurde im Mai 2019 verabschiedet und ist am 01.01.2022 in Kraft getreten, jedoch liegt zurzeit noch keine deutsche Übersetzung vor. In einer fünfjährigen Übergangsphase soll eine deutschsprachige Übersetzung erfolgen und Klinikern voraussichtlich ab 2025 zur Verfügung stehen. Neu in der ICD-11 ist ein Lebensspannenansatz und dass die Kodierung vier- bis sechsstellig angelegt wurde, statt der Kodierung aus einem Buchstaben und einer zweistelligen Zahl. Psychische Störungen sind im Kapitel 6 unter »Psychische Störungen, Verhaltensstörungen, neuronale Entwicklungsstörungen, klinisch bedeutsame Störung der Kognition, der Emotionsregulation oder des Verhaltens« kodiert (Bering & Thüm, 2022). Diese Störungen sind mit Stress oder Beeinträchtigungen in persönlichen, familiären, gesellschaftlichen, schulischen, beruflichen oder anderen Funktionsbereichen verbunden. Zur Kategorie der trauma- und belastungsbezogenen Diagnosen gehören die a) klassische PTBS, b) komplexe PTBS, c) anhaltende Trauerstörung und d) Anpassungsstörung. Zusätzlich für den Kinderbereich werden die a) reaktive Bindungsstörung und b) Bindungsstörung mit sozialer Enthemmung zusammengeführt. Die Diagnosen aus dem Kinderbereich können nicht vor dem ersten Lebensjahr gestellt werden, die Symptome müssen vor dem fünften Lebensjahr aufgetreten sein. Die ICD-11 ersetzt die derzeitige ICD-10 und hat zum Ziel, dass Symptome vereinfacht und neue Störungen eingeführt werden. Eine umfassende Beschreibung von Gemeinsamkeiten und Unterschieden zwischen den Diagnosealgorithmen für die PTBS bei Kindern unter sechs Jahren wurde zudem von De Young und Landolt (2018) veröffentlicht. Das DSM wird von der Amerikanischen Psychiatrischen Gesellschaft (American Psychological Association – APA) herausgegeben und als Klassifikationssystem vorwiegend in den USA genutzt.

In der dynamischen Diagnostikphase werden über eine ausführliche, sehr behutsame biografische Anamnese unter Einbeziehung der Bezugspersonen akute und chronische Traumatisierungen sowie Schutz- und Kompensationsfaktoren und Ressourcen erhoben. Je jünger das Kind ist, desto wichtiger ist es, zusätzlich zur Selbstauskunft des Kindes über das Ereignis, auch eine Fremdauskunft über die Bezugspersonen oder andere Personen, die das Ereignis miterlebt oder beobachtet haben, zu erheben.

Die Diagnostik inkludiert eine Sozialanamnese mit Beachtung der interpersonellen Defizite und ihrer sozialen Folgen, eine Erhebung des aktuellen psychopathologischen Befunds sowie eine pädiatrische und ggf. kinderneurologische Untersuchung zum Ausschluss einer hirnorganischen Störung. Bedeutsam ist dabei die Art der Traumatisierung: ob es sich um ein einmaliges Trauma (Typ-I-Trauma), eine chronisch-kumulative Traumatisierung (Typ-II-Traumatisierung) oder eine komplexe Entwicklungstraumastörung (van der Kolk, 2005) handelt. Das Alter des Kindes zum Zeitpunkt der Traumatisierung und die Erfassung selbstgefährdender Tendenzen sind zudem relevant. Erfährt ein Kind wiederholte Traumatisierungen durch Misshandlungen oder Vernachlässigung im frühen Kindesalter, spricht man von einer Entwicklungstraumastörung.

Es bedarf einer Bewertung der äußeren sozialen Sicherheit des Kindes, potenzieller aktueller Gefährdungen, familiärer Übergriffe, Vernachlässigung und anhaltender Gewalteinwirkungen. Neben der Diagnose einer PTBS müssen auch andere psychische Störungen und die Funktionalität des sozialen Umfelds in Betracht gezogen werden. Besonders wichtig ist die Erfassung von dysfunktionalen familiären Interaktionen, externalisierenden und internalisierenden Symptomen, Entwicklungsruckschritten oder -stillständen, sekundärer Enuresis, Enkopresis, Sprachstörungen, Konzentrationsstörungen, Ängsten, Essstörungen, Substanzabhängigkeit, dissoziativen Begleitsymptomen und anhaltender somatischer Beschwerden oder Schmerzen. De Young und Landolt (2018) weisen darauf hin, dass Vorschulkinder eher Symptome wie Rückschritte bei bereits erworbenen Entwicklungsaufgaben, Bindungsschwierigkeiten und Schlafprobleme zeigen. Dies sind möglicherweise keine typischen PTBS-Symptome, die bei älteren Kindern oder Erwachsenen beobachtet werden. Im DSM-5 (APA, 2013) wird eine PTBS-Subdiagnose für Kinder im Alter von sechs Jahren und jünger beschrieben, die (z. B.) repetitives Spielverhalten berücksichtigt und nur ein statt zwei Symptome der Vermeidung und der negativen Stimmungsveränderung erfordert. Die Kriterien für Kinder und Jugendliche über sechs Jahre wurden im DSM-5 angepasst, und z. B. fanden unspezifische Alpträume und repetitives Nachspielen des Traumas als Formen des Wiedererlebens Aufnahme (APA, 2013).

Bei der altersangepassten Erhebung der Selbstauskunft über das Kind ist es notwendig, sich der Sprache des Kindes, dem Spielen zu öffnen und kreative Medien zum Ausdruck von Gefühlen und Informationen anzubieten, die verbal nicht berichtet werden können oder auch nicht ausgesprochen werden möchten. Kindgerecht befragt werden dabei die drei Geschichtenerzähler, der Kopf (Gedanken), der Körper (Fühlen), das Herz (Emotionen), um alle Aspekte des traumatischen Erlebnisses – kognitiv, somatisch, emotional – in die Diagnostik miteinzubeziehen. Ein Fokus sollte hier auf einer möglichen Plus- und Minussymptomatik liegen: Wovon ist zu viel da, wie z. B. Angst, wovon zu wenig, wie z. B. Mut oder Zuversicht?

2.3 Traumafokussierte Psychotherapie

Kinder benötigen in akuten stressvollen Situationen zunächst Beruhigung, Orientierung und äußere Sicherheit. Die Beruhigung erfolgt – falls möglich – durch eine vertraute, ruhige und emotional stabile Bezugsperson. Der direkte Zugang zum Kind wird über die Sinne des Kindes möglich: leise, einfache und beruhigende Worte, vorsichtiges Berühren, gemeinsam an einen sicheren Ort gehen, etwas zu trinken oder zu essen, bei Kälteempfinden eine Decke zum Umlegen und Wärmen anbieten. Die Aktivierung des parasympathischen Systems führt zur Reduktion der Herz- und Atemfrequenz, der Blutdruck normalisiert sich, eine vorherige eingeengte Wahrnehmung (Fokus auf den Stressor) weitet sich, das sichere Hier und Jetzt kann wieder wahrgenommen werden. Die Regulierung eines aufgeregten Kindes muss zunächst bottom-up erfolgen, d. h. über den Körper hin zur verbalen Verarbeitung. Erst nach der beginnenden Beruhigung können Top-down-Strategien angewandt werden, wobei auf höhere Strukturen des Gehirns zurückgegriffen wird.

Das Konzept des Toleranzfensters nach Daniel Siegel (1999) besagt, dass die Verarbeitung von Ereignissen nur in einem Zustand der relativen Beruhigung geschehen kann:

Übererregung (Hyperarousal)	→	»Zu viel«, Integration nicht möglich
Im Toleranzfenster	→	Genau richtig
Untererregung (Hypoarousal)	→	»Zu wenig«, Integration nicht möglich

Die Art der Beruhigung von Kindern orientiert sich an der Entwicklung des Kindes. So benötigen Säuglinge und Kleinkinder körperliche Zuwendung, soweit sie toleriert wird, mit eventueller Unterstützung eines Kuscheltiers oder ablenkenden Spielzeugs, beruhigende Worte oder Summen/Singen. Kushnir und Sadeh (2012) entwickelten für Vorschulkinder ein Programm zur Reduktion von nächtlichen Ängsten und Schlafproblemen. 104 Kinder im Alter von vier bis sechs Jahren wurden nach dem Zufallsprinzip in zwei Interventionsgruppen eingeteilt: die Huggy-Puppy-Intervention (HPI), bei der den Kindern eine Welpenpuppe mit der Aufforderung, sich um die Puppe zu kümmern, zur Verfügung gestellt wird, und eine überarbeitete Version (HPI-r), bei der dieselbe Puppe mit der Geschichte verknüpft wird, dass sie als Beschützer dienen wird. Dabei konnte belegt werden, dass relativ einfache und kosteneffiziente Puppeninterventionen die mit Ängsten verbundenen Schlafprobleme reduzieren. Kindergartenkindern kann eine *sichere Hand* oder auch ein *In-den Arm-Nehmen* angeboten werden, begleitet von einfachen, beruhigenden und mutmachenden Sätzen wie *»Du bist sicher. Es ist vorbei. Ich bin bei dir!«* Ablenkung mit einem Spielzeug, kurze und einfache Erklärungen zur aktuellen Situation, Fragen nach den aktuellen Bedürfnissen, wie *»Ist dir warm genug?«, »Möchtest du etwas trinken?«, »Sollen wir etwas spazieren gehen – uns dieses oder jenes anschauen?«*, können ebenso helfen. Schulkinder brauchen ebenfalls Zuwendung, Nähe, Zeit, vertraute Bezugspersonen und einfache Erklärungen, da kognitive Fähigkeiten bei hohem psychischem Stress aufgrund des Hyperarousals eingeschränkt sind. Fragen sollten ehrlich beantwortet werden, gleichzeitig jedoch nur so viele Informationen mitgeteilt werden, wie das Kind verarbeiten kann. Die Herstellung einer äußeren Sicherheit ist Voraussetzung zur Wiedererlangung einer inneren Sicherheit.

Für die Therapie von Traumafolgestörungen soll gemäß der S3-Leitlinie Posttraumatische Belastungsstörung für alle Kinder ein traumafokussiertes Verfahren zur Verfügung stehen (Rosner et al., 2019). Sie raten zur Anwendung der kognitiv-behavioralen Therapie (KBT), da sie die derzeit am besten untersuchte Therapieform bei PTBS im Kinder- und Jugendalter ist (56 % der eingeschlossenen Studien in Gutermann et al., 2016). Die ISTSS empfehlen zudem die EMDR-Behandlung von PTBS bei Erwachsenen, Jugendlichen und Kindern, und die WHO empfiehlt beides (ISTSS, 2018; WHO, 2018, 2024).

Bei der traumafokussierten Behandlung von Kindern ist ein Einbezug des Bezugspersonensystems notwendig. Im Rahmen der Erhebung der Anamnese und Traumaanamnese werden neben den Belastungen auch die Ressourcen des Kindes und der Familie erfragt: *»Was hat ihnen bisher geholfen?«, »Wie haben sie es geschafft, unter solchen Bedingungen oder mit diesen Belastungen den Alltag zu bewältigen?«, »Was tut dir im Moment gut?«, »Was machst du gerne?«, »Was macht dir Spaß?«* Viele Kinder und Familien haben Ressourcen, die sowohl für die Gegenwart als auch für die Zukunft präventiv genutzt werden können. Neue oder ergänzende Ressourcen können zur Unterstützung aufgebaut werden. Die nachfolgende Abbildung veranschaulicht, wie Ressourcen innerhalb einer Familie oder eines familienähnlichen Bezugssystems interagieren, sich verstärken und unterstützen können. Beispiele für *körperliche* Ressourcen können Gesundheit, Genießenkönnen, Sport, Kraft und Entspannungsfähigkeit sein.

Mentale Ressourcen beinhalten z. B. Begabungen, Zielstrebigkeit, Durchhaltevermögen, Visionen und Wünsche. Im *emotionalen* Bereich unterstützt das Vorhandensein einer emotionalen Schwingungsfähigkeit, von Affektdifferenzierung, Affektregulierung und Bindungsfähigkeit. Familie, Freunde, Vereinszugehörigkeit, Hobbys etc. stellen *soziale* Ressourcen dar. *Spirituelle* Ressourcen können eventuell aus der Zugehörigkeit zu einer Religions- oder Glaubensgemeinschaft entstehen.

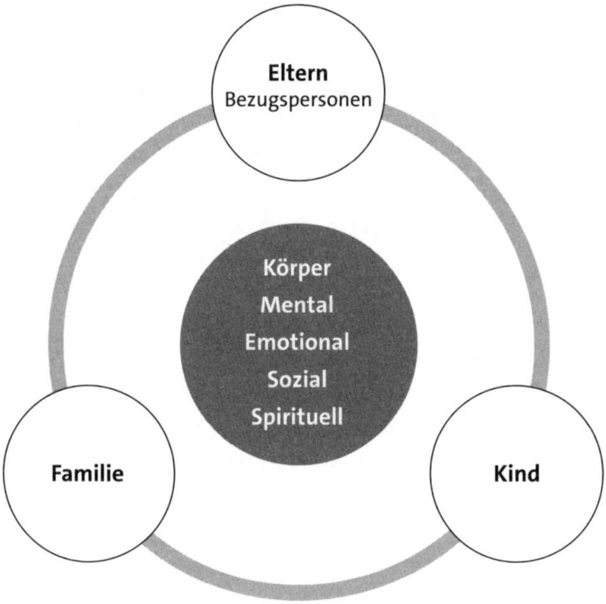

Abb. 2-2: Ressourcen innerhalb der Familie, © Lempertz, 2022

KAPITEL 3

Was ist EMDR?

Eye Movement Desensitization and Reprocessing (EMDR) ist ein evidenzbasierter Psychotherapieansatz, der den ganzen Menschen behandelt und das gesamte Krankheitsbild des Patienten anspricht. Laut Shapiro (2018) ermöglicht EMDR einen direkten Zugang zu den Erinnerungen an das traumatische Erlebnis durch bilaterale Stimulation (BLS) beider Gehirnhälften, die mit Augenbewegungen (ABW), durch Tippen auf den Handrücken oder akustisch erfolgen kann (Baek et al., 2019). Das zugrunde liegende theoretische Modell ist das Adaptive Information Processing-(AIP)-Modell, das von Francine Shapiro (1995) entworfen wurde. Dieses Theoriemodell geht davon aus, dass Traumata und pathogene Erinnerungen in isolierten neuronalen Netzwerken im Gehirn gespeichert sind. Dabei wird angenommen, dass die BLS auf die dysfunktionalen Informationen zugreift und die Entstehung neuer neuronaler Bahnen fördert (Shapiro, 2018). Wenn EMDR bei Kindern und Jugendlichen angewendet wird, wird die Behandlung je nach Alter und Entwicklungsstand des Kindes angepasst (Tinker & Wilson, 1999).

3.1 EMDR – Was wirkt wie?

Der aktuelle Stand der Theorieentwicklung lässt unterschiedliche Wirkfaktoren in der EMDR-Behandlung vermuten: Nach dem Expositions-Habituationsmodell (Söndergaard & Elofsson, 2008; Sack et al., 2008) führt EMDR zu einem Dearousal, einer Abnahme der psychophysiologischen Stressvariablen und Zunahme des Parasympathikotonus. Von einer Dekonditionierungswirkung geht der »Shin-Mechanismus« aus: In einem Experiment mit Mäusen erfolgte zunächst eine Exposition mit einem Ton und dann eine Exposition mit dem Ton bei zusätzlichen bilateralen Augenbewegungen. Die Unterschiede in der Effektivität der Interventionen wurden in der Abnahme der Erstarrung bei den Mäusen deutlich sichtbar. Das klassische Habituationsmodell war, wie erwartet, effektiv, die Erstarrung löste sich jedoch nicht vollständig bis zum Ende der Intervention auf. Von den drei Interventionen mit gleichzeitiger visueller Stimulation zeigte sich die Stimulation mit einer bilateralen Augenbewegung als die deutlich effektivste (Baek et al., 2019) und führte zu einem Verlernen der Angst.

3.2 Inhalte der EMDR-Grundausbildung

Im Rahmen der EMDR-Grundausbildung werden die empirische Evidenz und Forschungsergebnisse der EMDR-Methode vorgestellt, das EMDR-Modell der adaptiven Informationsverarbeitung (Shapiro, 2018) sowie die grundlegende Theorie zu EMDR und Traumafolgestörungen und deren empirische Evidenz, rechtliche, ethische und Forschungsfragen bezüglich der Anwendung von EMDR vermittelt.

Die Grundlagen der Anwendung der EMDR-Therapie schließen eine traumaspezifische Diagnostik, die Indikationsstellung, das Erkennen von Kontraindikationen, die acht Phasen der EMDR-Behandlung (Abb. 3-1) sowie das EMDR-Standard-Protokoll ein. Eine EMDR-Therapie folgt einem achtphasigen Behandlungskonzept (Shapiro, 2018).

Die traumafokussierte Behandlung mit EMDR hat einen personalisierten Behandlungsplan mit einem dreistufigen Ansatz zum Inhalt und umfasst vergangene,

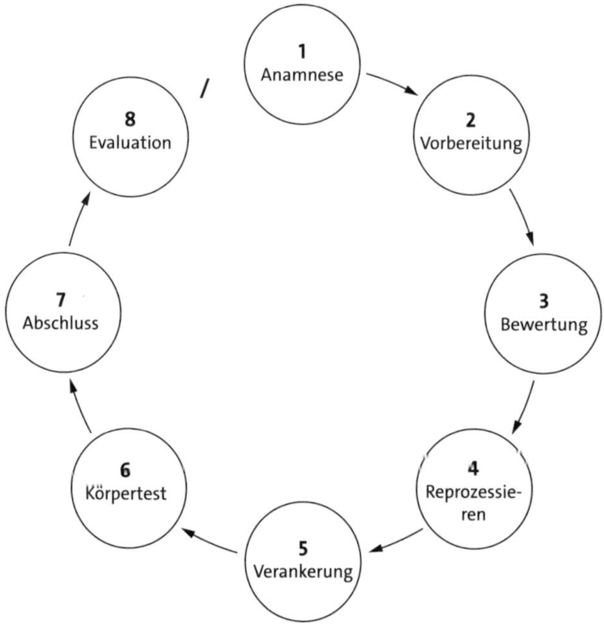

Abb. 3-1: Die acht Phasen des EMDR-Ablaufschemas, nach Shapiro (2018)

gegenwärtige und zukünftige Bereiche, die geheilt werden müssen. Kernstück ist ein Prozess, bei dem die Patientin sich auf bestimmte Anteile der traumatischen Erinnerung konzentriert und gleichzeitig den Fingerbewegungen der Therapeutin folgend die Augen bewegt. Das Ziel der EMDR-Therapie ist die Bearbeitung des Erlebten, dessen Integration und die anschließende Neuorientierung des Patienten.

In der praxisorientierten Ausbildung zur EMDR-Therapeutin werden spezifische Screening- und Diagnostikinstrumente, die konkrete Behandlungsplanung sowie eventuell zum Einsatz kommende bestimmte EMDR-Techniken vorgestellt. Zudem wird in Kleingruppen die praktische Anwendung des EMDR unter Anleitung erfahrener EMDR-Supervisorinnen als Selbsterfahrung eingeübt.

3.3 Integration von EMDR in verschiedene Therapieverfahren

Eine umfassende Therapieplanung ist notwendig, um EMDR innerhalb einer Richtlinientherapie einzusetzen. Zum Gesamtbehandlungsplan gehören die Indikationsüberprüfung der Voraussetzungen für den Einsatz von EMDR, stabilisierende Maßnahmen im Kontext des aktuellen Richtlinienverfahrens – falls erforderlich – und die Behandlung der Komorbidität mittels des erlernten Richtlinienverfahrens.

In der *tiefenpsychologischen* Therapie wird oft an der Aufdeckung unbewusster Konflikte und Themen gearbeitet. Diese Themen können als Ausgangspunkt für EMDR-Sitzungen dienen, um spezifische belastende Erinnerungen oder Emotionen zu verarbeiten. Bei der Anwendung von EMDR in Verbindung mit einer tiefenpsychologischen oder analytischen Therapie kann es für die Therapeutin zu Beginn ungewohnt sein, sich zum einen an ein Protokoll zu halten und wirklich nur der Anleitung des Ablaufschemas zu folgen und zum anderen keine Assoziationen zu erfragen oder Deutungen anzubieten. Eine hohe Manualtreue begünstigt hier nach Maxfield und Hyer (2002) den Therapieerfolg.

Je nach Alter des Kindes ist die Einbindung der engen Bezugspersonen und des Bezugssystems in die (EMDR-)Behandlung notwendig. Hier lässt sich die Zusammenführung der traumafokussierten EMDR-Therapie und der *systemischen* Therapie gut umsetzen. EMDR unterstützt hier die Verarbeitung spezifisch belastender, dysfunktional gespeicherter Erinnerungen, die in den Beziehungen innerhalb des Systems auftreten und verankert sind. Eine Einbeziehung der Familie in den Prozess kann hilfreich sein, da sich so die Dynamik verstehen und verändern lässt. Wichtig ist jedoch zunächst der traumafokussierte Blick auf das Kind: Was hat das Kind erlebt? Wo ist die Verarbeitung des Erlebten bei dem Kind steckengeblieben? Und dann die

Frage: Wer leidet noch? Welche Familienmitglieder leiden unter dem Geschehenen? Und seit wann ist das Bezugssystem belastet? Wo ist der *stuck point* jedes Einzelnen?

Bei Verhaltenstherapeutinnen ist die Anwendung von Protokollen und Ablaufschemata meist bekannt und akzeptiert. In der *Verhaltenstherapie* kommen häufig Expositionstechniken zur Anwendung. EMDR kann dazu beitragen, die emotionalen Reaktionen auf angstauslösende Stimuli zu desensibilisieren, bevor eine Konfrontation erfolgt. Es können positive Erinnerungen und Ressourcen aktiviert werden, die die Klientin beim Erlernen und Anwenden neuer Verhaltensweisen unterstützen.

Voraussetzung für die Anwendung der EMDR-Behandlung für alle Therapieschulen sind eine qualitativ hochwertige Ausbildung, die Kenntnis des AIP-Modells, die Ermittlung des *stuck point*, das Beherrschen des achtphasigen Ablaufschemas und die Fähigkeit der Therapeutin, dem Prozess der Patientin *aus dem Weg zu gehen* und ihr ihren eigenen, individuellen Prozess zu ermöglichen.

3.4 Selbstfürsorge für Therapeutinnen

Dieser Themenbereich wird häufig erst am Ende eines Buches zum Thema traumafokussierte Psychotherapie angesprochen. Doch Selbstfürsorge sollte meines Erachtens nicht erst starten, wenn Therapierende erschöpft sind, eigene Belastungssymptome spüren, Konzentrationsstörungen haben oder körperliche Beschwerden, wie z. B. Rücken- oder Kopfschmerzen, bei sich beobachten können. Selbstfürsorge setzt ein in der Gestaltung seines privaten und beruflichen Lebens, der Pflege und des Umsorgens seiner Gesundheit, Beziehungen, Ressourcen usw.

Im Erstgespräch mit Klientinnen, die belastende Ereignisse schildern, fällt oft der Satz: *»Stellen Sie sich mal vor, was alles hätte passieren können ... Ich oder wir hätten sterben können!«* Sobald Sie den Satz *»Stellen Sie sich mal vor ...«* hören, sollte ihr inneres Alarm- und Schutzsystem anspringen, und Sie sollten sich innerlich sagen: Nein, ich stelle mir das nicht en détail vor, nein, ich möchte keine detaillierten Beschreibungen usw. So verhindern Sie, dass innere Bilder der Erlebnisse der Klientinnen in Ihnen zu groß und mächtig werden. Empathie, emotionales Mitschwingen, ist auf jeden Fall wichtig, doch in Maßen und mit »aktiviertem Schutzschirm«.

Co-Regulation beschreibt den Beziehungsprozess, bei dem zwei Personen – in der Regel die Therapeutin und die Klientin – zusammen an der Regulierung ihres emotionalen Erregungsniveaus arbeiten, um es zu beruhigen oder zu stabilisieren. Die Therapeutin trägt mit ihrer eigenen Präsenz, Stimme, Mimik, Atmung und Haltung zur emotionalen Sicherheit bei. Mittels der Spiegelneuronen, durch die »Spiegelung«

und den Empfang dieser Signale durch das Nervensystem der Klientin kann deren Zustand der Übererregung, wie z.B. bei Angst oder Panik, oder auch Untererregung, wie Erstarrung oder Dissoziation, besser reguliert werden. Zur *Co-Regulation* muss ich zuerst wahrnehmen, welche Gefühle, Gedanken und Körpersensationen die Klientin *bei mir* auslöst. Mein ruhiges und gelassenes Gehirn unterstützt das Gegenüber dabei, ruhiger zu werden und wieder in das Toleranzfenster zu kommen oder dort zu bleiben. *Co-Regulation* entsteht dadurch, wie Sie gerade sind, im gegenwärtigen Moment, in diesem Raum mit diesem Gegenüber. Bieten Sie vorsichtig Ihre Wahrnehmung an, falls der Klientin die Worte fehlen. Th.: *»Ich spüre bei Ihrer Erzählung einen Druck im Brustkorb ... was spüren Sie gerade? Wie geht es Ihnen?«* Sprechen Sie nicht über oder mit einer Strategie, sondern über und mit der *gefühlten Verbindung*.

Das Arbeiten mit Klientinnen ist emotional herausfordernd und kann belastend sein. Unsere Empathie ist unsere Stärke, kann uns jedoch bei »zu viel« schwächen. Therapeutinnen sollten aktiv dafür sorgen, dass das Instrument, mit dem sie arbeiten, d.h. sie selbst, Fürsorge und Pflege erfährt: körperlich, emotional und geistig.

Wichtige Aspekte der Selbstfürsorge können sein:

- Eigene emotionale Grenzen festlegen, sich ggf. nach einer Sitzung Zeit für sich selbst nehmen und reflektieren;
- Supervision und Intervision;
- Regelmäßige Auszeiten und Pausen. Atemlosen, gehetzten Eltern und Kindern erzähle ich immer etwas über die Arbeitsweise des Herzens: *»Selbst unser Herz macht nach jedem Schlag eine Pause, hat eine Erholungsphase, um sich wieder zu füllen.«* Kleine Pausen könnten mit Dehnen und Strecken nach jeder Sitzung gestaltet werden oder auch als ritualisierte Tee- oder Kaffeepausen. Große Pausen wären verlängerte Wochenenden, Reisen oder auch Kuraufenthalte – je nach Bedürfnislage mit anderen oder alleine, um einfach Zeit für sich selbst zu haben.
- Achtsamkeit oder Meditation können dabei helfen, den aufgeregten Geist »im Kopf« zu beruhigen, Stress abzubauen und emotionale Resilienz zu stärken. Der wichtigste Satz in der Achtsamkeitspraxis lautet: (Gedanken, Sorgen, Befürchtungen) wahrnehmen, nicht bewerten, weiter ziehen lassen ... wie kleine Wolken am Himmel – gerne auch kombiniert mit einer Atemübung aus dem Praxisteil, z.B. der »Heiße-Schokoladen-Atmung«.
- Körperliche Gesundheit durch Bewegung als beste Ressource zum Stressabbau: sei es spazieren gehen, joggen oder Gartenarbeit. Ausreichender Schlaf und gute Ernährung unterstützen das allgemeine Wohlbefinden. Das, was wir unseren Klientinnen sagen, gilt auch für uns :-).

- Selbstreflexion oder auch Selbsterfahrung mit EMDR: Welche Themen und emotionalen Reaktionen aus meiner eigenen Biografie »tauchen« in der Arbeit mit Klientinnen auf? Was sind meine persönlichen, biografischen Schätze, die mich unterstützen?
- Regelmäßige Durchführung des Selbstfürsorgeprotokolls von Ignacio Jarero: Butterfly-Hug-Methode für die Selbstfürsorge von Ersthelfern (Butterfly-Hug for First-Responders) nach Ignacio Jarero (mit freundlicher Genehmigung in der Version vom 20.05.2024)

Butterfly-Hug

Hola, ich bin Dr. Ignacio Jarero, auch bekannt als Dr. Nacho. Ich bin ein professioneller Mitarbeiter im Bereich der psychischen Gesundheit mit fast 200 Einsätzen weltweit, der in *Worst-Case*-Szenarien nach Natur- oder von Menschen verursachten Katastrophen arbeitet. Ich möchte die Methode vorstellen, die ich in den letzten 26 Jahren für meine emotionale Selbstfürsorge bei Einsätzen verwendet habe. Der Name dieser Methode ist »*The Butterfly Hug Method for First Responders*. Selbstfürsorge« Die EMDR-Therapie *Butterfly-Hug*-Methode wurde von der mexikanischen Klinikerin Lucina (oder Lucy) Artigas nach dem Hurrikan Paulina im Jahr 1998 in Mexiko entwickelt. Seitdem wurde sie weltweit in vielen Settings mit Tausenden von Kindern, Jugendlichen und Erwachsenen angewendet, die negative Lebenserfahrungen gemacht haben. Die Schmetterlingsumarmung ist eine selbstverordnete bilaterale Stimulationsmethode, die bei der Verarbeitung unangenehmer oder störender Emotionen und/oder körperlicher Empfindungen hilft, die durch belastende oder ungünstige Lebenserfahrungen hervorgerufen werden. Die Person, die diese Methode anwendet, hat die volle Kontrolle über die Länge und Geschwindigkeit der bilateralen Stimulation. Der Teamleiter wird Ihnen zeigen, wie Sie den *Butterfly-Hug* durchführen. Bitte folgen Sie seinen Anweisungen. Vielen Dank für Ihre Aufmerksamkeit und Schmetterlingsumarmungen für jeden einzelnen von Ihnen.

Diese Ressource ist nach US-amerikanischem Recht urheberrechtlich geschützt. EMDR-Praktiker werden ermutigt, diese Arbeit bei der Behandlung ihrer Klienten zu verwenden und zu kopieren. Unter bestimmten Bedingungen können EMDR-Praktiker und Forscher eine schriftliche Erlaubnis zum Kopieren und Verwenden der hierin enthaltenen Materialien in neuen, von ihnen verfassten Werken beantragen und erhalten. Für weitere Informationen zum Erhalt der Erlaubnis zum Kopieren und zur Verwendung der Materialien außerhalb der eigenen Klientel wenden Sie sich bitte an den Autor unter [nachojarero@yahoo.com]. Alle Rechte sind vorbehalten.

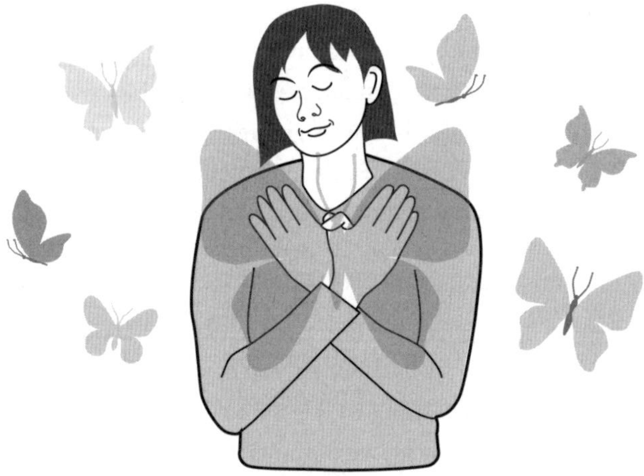

Abb. 3-2: Schmetterlingsumarmung (Butterfly Hug), Jarero et al. (2008)

Anleitung

Legen Sie eine Hand so an (rechte Hand gerade nach oben gehalten), die andere Hand so (linke Hand gerade nach oben gehalten), verschränken Sie Ihre Daumen, legen Sie Ihre Hände auf die Brust, die Mittelfinger unterhalb des Schlüsselbeins, und führen Sie abwechselnde Bewegungen (Klopfen mit der rechten Hand und dann mit der linken Hand) in Ihrem eigenen Tempo aus. Lassen Sie Ihre Hände frei bewegen. Atmen Sie langsam und tief (Bauchatmung), während Sie beobachten, was Ihnen durch den Kopf und den Körper geht, wie z. B. Gedanken, Bilder, Geräusche, Gerüche, Gefühle und körperliche Empfindungen, ohne diese zu verändern, wegzuschieben oder zu beurteilen. Beenden Sie nun langsam den *Butterfly-Hug*.

Für Ihre Selbstfürsorge folgen Sie bitte diesen Schritten:

Schritt 1: Direkt vor dem Ende Ihres Arbeitstags oder direkt nach einem belastenden Ereignis tun Sie Folgendes: Lassen Sie mit offenen oder teilweise geschlossenen Augen, nicht ganz geschlossen, einen mentalen Film des gesamten belastenden Ereignisses oder des gesamten Tages ablaufen, wenn Sie dies täglich tun. Beginnen Sie bei jedem belastenden Szenario, das Sie sich ausgemalt haben, von kurz vor dem Anfang bis heute oder sogar in die Zukunft blickend. Sobald Sie den Film durchlaufen haben, gehen Sie zu Schritt 2 über:

Schritt 2: Beobachten Sie Ihren Körper, nehmen Sie ihn nicht nur wahr, sondern gehen Sie innerlich durch Ihren ganzen Körper und bewerten Sie Ihren Belastungsgrad von 0, was keine Belastung bedeutet, bis 10, was die maximale Belastung ist, die Sie fühlen können.

Schritt 3: Machen Sie die Schmetterlingsumarmung, während Sie gehen oder auf einem Stuhl sitzen und so tun, als ob Sie in Ihrem eigenen Tempo gehen würden. Lassen Sie nun mit offenen oder teilweise geschlossenen Augen einen mentalen Film des gesamten beunruhigenden Ereignisses oder des ganzen Tages ablaufen, von kurz vor dem Beginn bis heute oder sogar in die Zukunft blickend, zu jedem beunruhigenden Szenario, das Sie sich vorgestellt haben. Am Ende des mentalen Filmes beenden Sie den *Butterfly-Hug* und das Gehen oder Sitzen auf dem Stuhl. Atmen Sie nun zweimal tief durch.

Schritt 4: Gehen Sie innerlich durch Ihren ganzen Körper. Dann schätzen Sie den Grad der Belastung ein, den Sie jetzt haben, von 0, was keine Belastung bedeutet, bis 10, was die maximale Belastung ist, die Sie fühlen können. Wenn Ihre Belastung nun zwischen 4 und 10 liegt, wiederholen Sie die Schritte 3 und 4, bis Ihre Belastung auf ein Niveau zwischen 0 und 3 sinkt.

Wichtiger Hinweis: Wenn Ihre unangenehmen oder störenden Gefühle und/oder körperlichen Empfindungen, die durch die belastenden oder negativen Erlebnisse hervorgerufen wurden, nicht abnehmen oder nicht zunehmen, wenden Sie sich sofort an eine Fachkraft für psychische Gesundheit, die auf die Behandlung von Traumata spezialisiert ist.

KAPITEL 4

EMDR für Kinder

Die ersten veröffentlichten Berichte über die Anwendung der EMDR-Therapie zur Behandlung von Kindern mit PTBS waren Fallstudien. Shapiro (1995) und Mendoza-Weitman (1992) schilderten jeweils die erfolgreiche Behandlung eines einzelnen Kindes. Greenwald (1996) leitete eine Fallserie mit fünf Kindern im Alter von vier bis elf Jahren, die unter den psychologischen Folgen des Hurrikans Andrew in Florida, USA, litten. Die Kinder erhielten zwei Sitzungen à 20 bis 90 Minuten. Mit den Müttern wurden semistrukturierte Interviews und die Problem Rating Scala (Greenwald, 1996) vor und nach der Behandlung durchgeführt. Nach der Behandlung waren alle Kinder auf dem Niveau vor dem Ereignis. Seit 2004 wurde bis dato eine Vielzahl randomisiert-kontrollierter Studien, zwei davon im Vergleich zur KVT (Jaberghaderi et al., 2004, 2019) und vier im Vergleich zur traumafokussierten kognitiv-behavioralen Therapie (De Roos et al., 2011, 2017), vorgenommen; sie zeigten eine gleiche Wirksamkeit, aber eine bessere Effektivität durch eine geringe Behandlungsdauer. Manzoni et al. (2021) kamen in ihrer Metaanalyse zu dem vorläufigen Ergebnis, dass EMDR eine vergleichbare Wirksamkeit wie kognitive Verhaltenstherapie (KVT) bei einer Verringerung von PTBS, Angstsymptomen sowie depressiven Symptomen hat und der Warteliste/Placebo-Bedingung überlegen und in kürzerer Zeit wirksam ist. Indikationen für eine EMDR-Behandlung sind die PTBS und Teilsymptome der PTBS nach einem monotraumatischen Ereignis, Anpassungsstörungen nach akuter Traumatisierung, komplexe Traumafolgestörungen, eine Entwicklungstraumastörung, Bindungsstörungen und dissoziative Störungen. Kontraindikationen sind fehlende äußere Sicherheit, schwere körperliche Erkrankungen und akute Suizidalität. Bislang wurde die Wirksamkeit von EMDR bei Vorschulkindern nur in sehr wenigen Studien weltweit untersucht (Beer, 2018).

Barron et al. (2019) stellten eine vergleichbare Wirksamkeit für die Behandlung von Kindern mit PTBS-Symptomen mit EMDR wie für die traumafokussierte kognitiv-behaviorale Therapie (TF-KBT) fest. In einer Metaanalyse von Studien zu psychologischen und psychosozialen Behandlungen für Kinder mit einer PTBS waren EMDR-Behandlungen ebenso wirksam, wenn auch in geringerem Ausmaß, wie die

TF-KBT (Mavranezouli et al., 2019). Eine Metaanalyse über die Wirksamkeit psychologischer Interventionen für Kinder, Jugendliche und junge Erwachsene zeigte, dass EMDR wirksamer war als TF-KBT, allerdings auf einer kleineren Evidenzbasis (Bastien et al., 2020). Unterschiedliche Leitlinien wie Rosner et al. (2019), die ISTSS (2018), die des National Institute for Clinical Excellence (NICE, 2018) und die der WHO (2018, 2024) haben EMDR als eine vielversprechende Behandlung für PTBS bei Kindern empfohlen.

De Roos et al. (2025) untersuchten die Anwendung von EMDR bei Kindern zwischen anderthalb und acht Jahren mit posttraumatischem Stress. Bei den Kindern unter vier Jahren wurde das EMDR-Storytelling angewandt, bei Kindern zwischen vier und acht Jahren eine Kombination aus EMDR-Storytelling und dem Standardprotokoll. Das Ziel der Behandlung war, dass EMDR zur Verbesserung von PTBS-Symptomen, Verhaltens- und emotionalen Problemen bei kleinen Kindern im Alter von anderthalb bis acht Jahren und dem elterlichen Erziehungsstress beitragen könne. Bei der Datenerhebung nach der Behandlung erfüllten 79 % der Kinder nicht mehr die diagnostischen Kriterien für eine PTBS. Zudem konnten sowohl ein Rückgang der Schwere der PTBS-Symptome sowie der emotionalen und verhaltensbezogenen Probleme bei den Kindern als auch eine signifikante Verringerung des Erziehungsstresses bei den Eltern beobachtet werden.

Beispiel aus der Praxis

In der Praxis kommt es gelegentlich vor, dass Eltern eine isolierte EMDR-Behandlung ihres Kindes wünschen: *»Mein Kind ist schon seit einem Jahr in einer psychotherapeutischen Behandlung, wir möchten jedoch, dass einige Erlebnisse des Kindes mit EMDR behandelt werden und das Kind dann wieder seine übliche Behandlung fortsetzt …«*

EMDR wird *innerhalb* einer psychotherapeutischen Behandlung – nach Diagnostik und Indikationsstellung – angewandt. Die Behandlung umfasst die Psychoedukation der Eltern und des Kindes zum Thema Traumafolgestörungen, posttraumatisches Stresserleben und posttraumatische Stresssymptome. Der Einbezug des Bezugssystems ist, je nach Alter des Kindes, absolut notwendig (Abb. 4-1). Beide, sowohl das Kind als auch ggf. die Eltern, erlernen Ressourcentechniken zur emotionalen Stabilisierung und Selbstberuhigung. Beim Erlernen dieser Techniken erfolgt der Einbezug des Körpers im Sinne von Fragen nach dem jeweiligen Körperempfinden bei Stress und bei Entspannung: *»Wo im Körper spürst du jetzt, nach der Anleitung zum Wohlfühlort, ein angenehmes Gefühl?«*

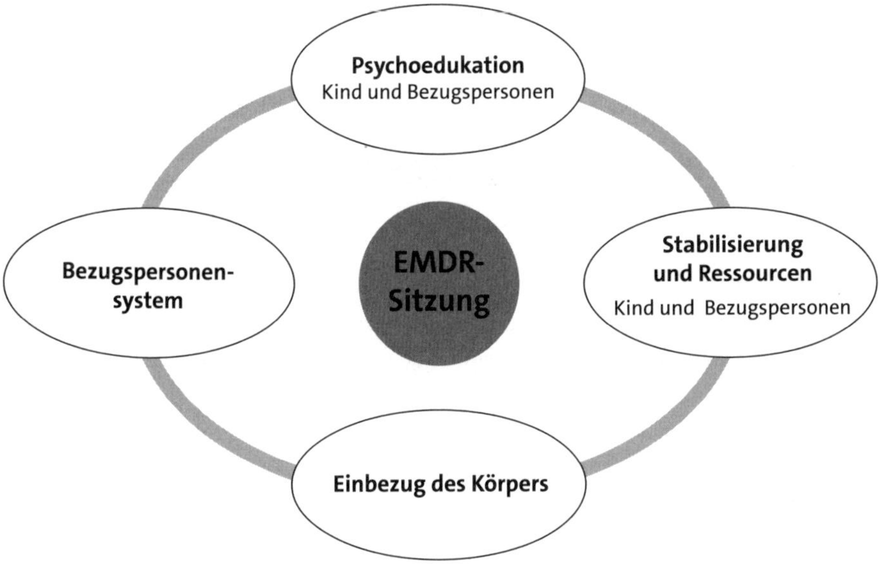

Abb. 4-1: Aspekte einer kindgerechten EMDR-Therapie, © Lempertz, 2024

4.1 Ausbildungsinhalte des EMDR-Kindercurriculums: Ein Überblick

Voraussetzung zur Teilnahme an einem EMDR Europa zertifizierten EMDR-Kindercurriculum ist die erfolgreiche Absolvierung des Einführungsseminars, vormals Level 1, der EMDR-Grundausbildung an einem EMDR Europa akkreditierten Institut oder bei einem EMDR Europa akkreditierten Trainer.

Das mehrteilige EMDR-Kindercurriculum beinhaltet theoretische und praktische Grundlagen von EMDR bei Kindern und Jugendlichen und ihrem jeweiligen Bezugssystem, EMDR-Praktika in Kleingruppen, Behandlungsplanung und Supervision sowie die Präsentation des altersadaptierten EMDR-Kinderprotokolls. Bisherige Erfahrungen werden reflektiert, wie auch eine kreative Anwendung von EMDR bei Kindern unter Einbezug von Therapiegeschichten, kreativen Medien etc. vermittelt wird. Es werden die Unterschiede in der Traumaverarbeitung zwischen Erwachsenen und Kindern erörtert, entwicklungspsychologische Grundlagen zum Verständnis der Entwicklungsstadien von Kindern und Jugendlichen vorgestellt.

Zum Abschluss der Ausbildung sollen die Absolventen Kinder und Jugendliche sowohl mit einem Monotrauma als auch mit komplexen posttraumatischen Störungen mit EMDR behandeln können. Das EMDR-Kindercurriculum wird von ausgebildeten und erfahrenen EMDR-Trainern angeboten und umfasst in der Regel sowohl theoretische und praktische Elemente als auch Fallvorstellungen, Behandlungsplanung und Supervision.

4.2 Kindgerechte Anwendung von EMDR

Für die Arbeit mit Kindern muss das Standardprotokoll dem jeweiligen Alter und Entwicklungsstand des Kindes angepasst werden; dies beginnt schon bei der Erklärung der traumafokussierten EMDR-Behandlung: Es werden kindgerechte Metaphern genutzt, um das AIP-Modell (siehe Kapitel zur Psychoedukation) wie auch das Prozessieren, d. h. die angestrebte Verarbeitung des Belastenden, zu erklären.

4.2.1 Die äußeren Bedingungen der EMDR-Behandlung

Das Setting der EMDR-Behandlung bei der Therapie von ***Säuglingen und Kleinkindern*** beinhaltet Eltern-Kind-Sitzungen und ein maximales Eingehen auf das Sicherheitsbedürfnis des Kindes. So kann das Kind während der Sitzung auf dem Schoß der Bezugsperson sitzen oder zwischen den Bezugspersonen auf einem Sofa. Es muss ausreichend Zeit zum Kennenlernen und zum Vertrautwerden mit der Umgebung und Praxis eingeplant werden.

Von Therapeutenseite soll eine freundliche und zugewandte Haltung unter Berücksichtigung der Spiegelneuronen eingenommen werden. »Co-Therapeuten«, wie z. B. Kuscheltiere aus der Praxis oder ein vertrautes Kuscheltier von zu Hause, können in die traumafokussierte Arbeit eingebunden werden. Die bilaterale Stimulation (BLS) geschieht taktil über Tippen auf die Handrücken des Kindes durch den Therapeuten oder über abwechselndes Antippen der rechten und linken Schulter oder der Beine des Kindes durch die Eltern. Kuscheltiere können bei der BLS unterstützen, indem sie das Tippen stellvertretend übernehmen.

Das Behandlungssetting für **Kindergartenkinder** sollte berücksichtigen, welche Unterstützung das Kind von seinen Bezugspersonen benötigt, und auf dessen individuelle Bedürfnisse eingehen. Die BLS wird meist taktil über Tippen auf die Handrücken vorgenommen, ggf. kombiniert mit Augenbewegungen (ABW), d. h., die Augen des Kindes verfolgen die tippenden Finger des Therapeuten oder eines Kuscheltiers.

Bei **Grundschulkindern** muss abgewogen werden, ob eine Behandlung des Kindes in Anwesenheit der Bezugspersonen durchgeführt wird. Ein Einzelsetting sollte bevorzugt werden, um eine Konfluenz des Kindes mit seinen Bezugspersonen zu vermeiden und um dem Kind »seinen Prozess« – ohne Loyalität zu den Bezugspersonen oder Rücksicht auf deren Befindlichkeit – zu ermöglichen. Die BLS kann visuell über ABW, taktil über Tippen auf die Handrücken oder akustisch über Kopfhörer geschehen.

Ab einem Alter von ca. neun bis zwölf Jahren – je nach Entwicklungsstand – können **Kinder und Jugendliche** meist dem Erwachsenenablaufschema folgen (Tabelle 4-1). Die Anamnese und die spezifische Traumaanamnese werden als obligatorisch vorausgesetzt.

Tab. 4-1: Altersadaptiertes EMDR-Ablaufschema, © Lempertz, 2025

Alter (Jahre)	0–2	2–4	4–6	6–9	9–12
Altersentsprechende Information **EMDR** (Phase 2)	(X)	X	X	X	X
Wohlfühlort mit somatischem positivem Marker (Phase 2)	Bezugsperson	X	X	X	X
Bild/Beschreibung des belastenden Ereignisses	Ggf. durch Bezugsperson und/oder Therapeuten	X	X	X	X
Stopp-Zeichen (Phase 2)	Auf Gestik und Mimik achten	X	X	X	X
Negative Kognition (Phase 3)	Bezugsperson	X	X	X	X
Positive Kognition (Phase 3)	Bezugsperson	(X)	(X)	X	X
Validity of Cognition (VOC) – Stimmigkeit (Phase 3)		(X)	(X)	X	X

Alter (Jahre)	0–2	2–4	4–6	6–9	9–12
Emotion (Phase 3)	Beobachtung des Kindes und der Bezugsperson	Eventuell plus Beobachtung des Kindes	X	X	X
Belastungsgrad, Subjective Unit of Disturbance (SUD) (Phase 3)	Beobachtung des Kindes und der Bezugsperson	Beobachtung des Kindes und der Bezugsperson	X	X	X
Körpergefühl (Phase 3)	Beobachtung	Beobachtung	X	X	X
Bilaterale Stimulation (BLS) zum **Reprozessieren** (Phase 4)	Taktil	Taktil, ggf. taktil in Kombination mit ABW, motorisch	Taktil, ggf. taktil in Kombination mit ABW, motorisch	Taktil, ABW, akustisch motorisch	ABW, taktil, akustisch
Verankerung (Phase 5)			(X)	X	X
Körpertest (Phase 6)	Beobachtung	Beobachtung	(X)	X	X
Abschluss (Phase 7)	Mit Kind und Bezugsperson	Mit Kind und Bezugsperson	Mit Kind, ggf. Bezugsperson	X	X
Reevaluation (Phase 8)	Bezugsperson	Bezugsperson	Kind und Bezugsperson	Kind und ggf. Bezugsperson	X

4.2.2 Die acht Phasen der EMDR-Therapie

Anamnese
Vorbereitung
Bewertung
Reprozessieren
Verankerung
Körpertest
Abschluss
Reevaluation

Phase 1: Anamnese

In der ersten Phase der EMDR-Therapie werden sowohl eine **allgemeine Anamnese** (Phase 1) als auch eine Traumaanamnese erhoben. Bei der Erhebung der **Traumaanamnese** mit den Bezugspersonen wird häufig betont, dass ein spezielles Verhalten erst seit einem bestimmten Zeitpunkt zu beobachten war, wie z. B. die Angst vor Regen nach dem Erleben einer Flutkatastrophe: »*Vorher hatte sie keine Angst …*«. Dies deutet auf den *stuck point* (Shapiro, 2018) hin, an dem die Verarbeitung des Erlebten »steckenblieb«. Je nach Thema, Situation und Alter des Kindes kann die Anamnese mit oder ohne Teilnahme des Kindes geschehen. Besondere Aufmerksamkeit erfordern Aspekte der bisherigen Entwicklung des Kindes, die psychosoziale Geschichte des Kindes und seiner Familie und die medizinische Anamnese. Zur Behandlungsplanung erfolgt eine Einschätzung zur aktuellen Sicherheit des Kindes und seiner Bezugspersonen: Um welches Thema geht es? Welche Diagnosen können zu diesem Zeitpunkt als (Verdachts-)Diagnose gestellt werden? Welche Differentialdiagnosen? Liegen somatische Erkrankungen vor, die zunächst behandelt werden müssen? Werden die Grundbedürfnisse des Kindes und der Familie erfüllt? Liegt eine Suizidalität vor? Ist eine ambulante traumafokussierte Behandlung möglich? Wann fand die Traumatisierung statt – im verbalen oder präverbalen Alter?

Wann ist der richtige Zeitpunkt für die Anwendung von EMDR?

- Äußere Sicherheit vorhanden?
- Innere Sicherheit setzt äußere Sicherheit voraus.
- Beziehungssicherheit – verlässliche, zugewandte Bezugspersonen?

- Emotionale Sicherheit – darf ich fühlen? Gefühle zeigen? Kann mein Bezugssystem damit umgehen?
- Körperliche Stabilität gegeben?

Phase 2: Vorbereitung

Die **Vorbereitungsphase** (Phase 2) beinhaltet eine Fortführung des Beziehungsaufbaus, die Herstellung eines therapeutischen Bündnisses, eine eventuell notwendige Stabilisierung des Kindes und seines Bezugssystems, eine Ressourcenanalyse und ggf. eine Ressourcenentwicklung. Die dynamische, d.h. der aktuellen Situation des Kindes angepasste Behandlungsplanung wird fortgesetzt. Im weiteren Verlauf werden die Eltern und das Kind – altersentsprechend – über die Möglichkeit einer EMDR-Behandlung aufgeklärt und ein informiertes Einverständnis eingeholt. In der Vorbereitung des Kindes werden Fähigkeiten zur Selbstberuhigung, wie z.B. der Wohlfühlort, eingeübt und die geeignete Stimulationsart zur BLS ausgewählt. Mögliche Themen und zu klärende Fragen sind zudem: An welchem Thema/Ereignis möchte das Kind arbeiten? Bei welchem Symptom/Ereignis besteht die meiste Motivation? Was beeinträchtigt oder stört das Kind aktuell am meisten? Welche Symptome wirken sich besonders problematisch auf die weitere Entwicklung aus? Wo wurde die Verarbeitung des Erlebten blockiert, wo ist der stuck point im Sinne des AIP-Modells?

Hilfreich an dieser Stelle ist ein Check-up, der nachfolgende Fragen beantwortet:

- Ist eine Indikationsüberprüfung erfolgt?
- Liegt ein informiertes Einverständnis der Eltern und altersentsprechend des Kindes vor?
- Ist eine Settingklärung erfolgt?
- Sind Ressourcen bei dem Kind und seinem Bezugssystem vorhanden?
- Wurde ein Wohlfühlort mit BLS eingeübt?
- Ist es notwendig, Distanzierungstechniken vorzustellen und anzuwenden?
- Falls ja, welche Distanzierungstechniken haben sich als hilfreich bewährt?
- Wurde ein Stopp-Zeichen vorgestellt und geübt?
- Ist JETZT der richtige Zeitpunkt für eine traumafokussierte EMDR-Behandlung?
- Äußere Sicherheit? Körperliche Stabilität? Soziale Stabilität? Emotionale Stabilität?

Phase 3: Bewertung

Ausgangspunkte für die **Bewertungsphase** (Phase 3) können Erinnerungsbilder, Alpträume, körperliche Empfindungen oder Schmerzen, Ängste und Situationen von großer Not oder Bedrohung sein (Abb. 4-2). Das Target, d. h. das Zielbild im Sinne von Fokussierung (*Was ist der schlimmste Moment?*), kann auf vielfältige Weise beschrieben oder auch dargestellt werden:

- Schilderung des Kindes
- Gemalte Bilder der erlebten Belastung
- Szene des Erlebten mit Hilfe von Tierfiguren
- Szene des Erlebten im Sandspiel
- Nutzung eines »Scenokasten« z. B. *außerhalb* des üblichen Vorgehens in einer analytischen oder tiefenpsychologischen Psychotherapie
- Einsatz von Bilderbüchern zu bestimmten belastenden Ereignissen, wie z. B. Naturkatastrophen
- Psychoedukatives Material aus dem Bereich der Pädiatrie, z. B. Broschüren der Deutschen Kinderherzstiftung vor/nach kardiochirurgischen Eingriffen
- Einsatz von Fotos von dem Ereignis oder der belastenden Zeit

Mit dem Kind wird die negative Kognition (NK) erarbeitet, die für das Kind zu dem belastenden Ereignis passt, z. B. »Ich bin in Gefahr«. Die NK wird einem Grundthema zugeordnet: Sicherheit, Scham und Schuld, Selbstwert, Wahlmöglichkeit.

Hilfreich für kleine Kinder sind, wie vorher beschrieben, Konkretisierungen durch Spielzeug, speziell Playmobilfiguren, Bilder oder Fotos. Der subjektive Belastungsgrad (Subjective Unit of Disturbance – SUD) der negativen Kognition wird kindgerecht mit dem Einsatz von kindgerechten Ratingskalen (Lempertz, 2015) von 0, nicht belastend, bis 10, maximal belastend, ermittelt.

> Hier ist jedoch zu beachten, dass Kinder sich eventuell von den Figuren oder Gesichtern leiten lassen, die sie interessant, beeindruckend oder lustig finden, und nicht unbedingt den wirklich erlebten Belastungsgrad wiedergeben.

Jüngere Kinder können den Belastungsgrad auch per Handzeichen darstellen: Ein großer Abstand der Hände entspricht hier einer großen Belastung. Im Anschluss daran wird eine positive Kognition (PK) entwickelt, z. B. »Ich bin sicher, es ist vorbei«, die eine positive Entsprechung der negativen Kognition ist. Zur Bestimmung des

Stimmigkeitsgrads (Validity of Cognition – VOC) der positiven Kognition wird eine Bewertung von 1 bis 7 vorgenommen, wobei 1 »stimmt gar nicht« und 7 »stimmt vollständig« bedeutet. Es ist wichtig, darauf zu achten, dass die PK zur gleichen Domäne wie die vorher ermittelte NK gehört.

Für Kinder im Vorschulalter ist das Entwickeln von Kognitionen manchmal schwierig und überfordernd, so dass während des Ablaufs der EMDR-Behandlung eventuell darauf verzichtet wird. Das Erwachsenenablaufschema wird modifiziert, um den entwicklungsgemäßen Bedürfnissen des Kindes gerecht zu werden. Je jünger das Kind ist, desto kürzer und weniger komplex ist die Bewertungsphase.

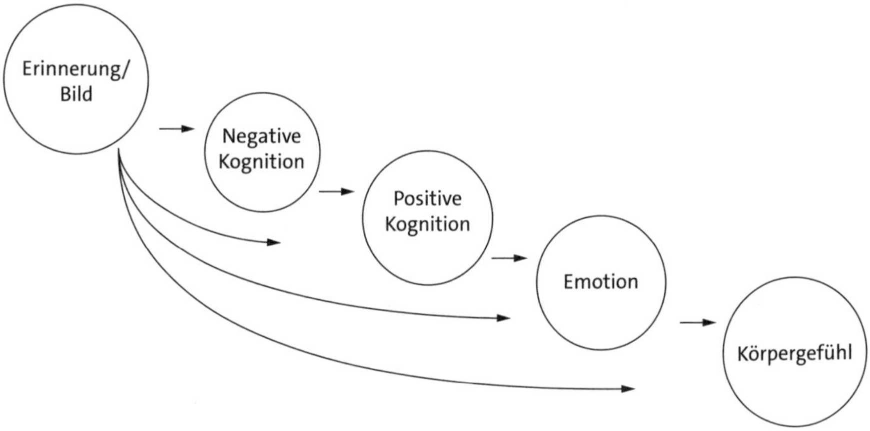

Abb. 4-2: Inhalte der Bewertungsphase, © Lempertz, 2025

Phase 4: Reprozessieren

Die Phase des **Reprozessierens** (Phase 4) bei Kindern unterscheidet sich von der bei Erwachsenen. Die Sets an ABW sind kürzer, was zu weniger assoziativen Verknüpfungen führt, die auf das jüngere Alter der Kinder und ihre geringeren Lebenserfahrungen zurückzuführen sind. Entsprechend sind die Sitzungen bei Kindern kürzer als bei Erwachsenen. Die BLS erfolgt visuell mit Fingern, auf die eventuell Fingerpüppchen aufgesetzt werden, mit einem Bleistift mit Püppchen oder »Puschel« am Ende des Stiftes, mit einer Taschenlampe, mit der die Lichtkegel an der Wand hin- und herbewegt werden. Die akustische BLS kann über Kopfhörer, abwechselndes Trommeln rechts und links, Glöckchen oder Lautsprecher mit Tönen oder Musik angeboten werden. Die taktile BLS kann durch wechselseitiges Antippen, dem sogenannten Tapping, mit Fingern auf die Beine oder Arme des Kindes, Tapping des Therapierenden auf die Hände, Beine oder Füße des Kindes oder durch den Einsatz einer Handpuppe als Co-Therapeut, die das Tapping stellvertretend durchführt, angewendet werden.

Soll eine gleichzeitige taktile und visuelle BLS angeregt werden, kann mit einem Pinsel, Wattebausch oder Ähnlichem auf die Handrücken des Kindes getippt werden, während das Kind häufig spontan mit seinen Augen dem tippenden Gegenstand folgt. Zum Ausagieren von starken Gefühlen von Angst oder Wut kann auch ein *Gorilladance* genutzt werden, d. h. abwechselndes Stampfen mit den Füßen.

Der Prozess soll »zu Ende gebracht werden«; hierzu ist es manchmal nötig, Kinder aktiv zu motivieren und häufiger dazu zu ermuntern, dabeizubleiben. Eine vertrauensvolle und positive therapeutische Beziehung hilft hier, das Kind auf seinem Weg *durch einen dunklen Tunnel* (entspricht den Erinnerungen an das belastende Ereignis) zu führen. Die *Belohnung* am Ende der therapeutischen Arbeit ist das gemeinsame Abschlussspiel, Tanzen, Singen oder stresslösende, aktivierende Körperübungen (siehe dazu Praxisteil).

Wie weiter oben betont, ist ein **Stopp-Zeichen** des Kindes zu akzeptieren und sollte nicht mit materiellen Belohnungen »beseitigt« werden.

Allgemeines Ziel in der Psychotherapie von Kindern ist auch, dass Kinder ihre eigenen Grenzen erkennen, wahrnehmen und auch benennen können. Eine empathische, grenzenrespektierende therapeutische Beziehung kann hier ein Modell für Beziehungen im Alltag sein: *»Ich darf fühlen. Ich darf Nein sagen. Ich darf Wünsche äußern. Meine Grenzen werden respektiert … und ich respektiere die Grenzen von anderen (oder lerne dies!)«.*

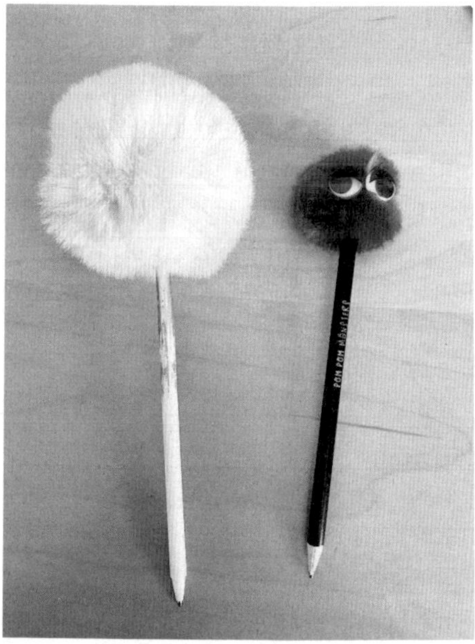

Abb. 4-3: Puschel, © Lempertz, 2025

Phase 5: Verankerung

In der **Verankerungsphase** (Phase 5) wird in der EMDR-Behandlung von Erwachsenen, Jugendlichen oder Schulkindern die in der Bewertungsphase entwickelte positive Kognition (PK) überprüft und bei weiterhin bestehender Stimmigkeit mit BLS verankert und verstärkt. Für Kinder im Vorschulalter wird versucht, eine neu entwickelte positive Einstellung oder einen neuen positiven Gedanken zu verstärken (siehe hierzu die Erläuterung in der Bewertungsphase). Der neue positive Gedanke könnte je nach Thema und Domäne der Kognition lauten: *»Es ist vorbei.«, »Ich bin in Sicherheit.«, »Ich bin okay.«* Die PK soll zum Abschluss des Reprozessierens einen VOC-Wert von 6 bis 7 erreicht haben. Vorher kann keine Verankerung der PK stattfinden.

Phase 6: Körpertest

Der **Körpertest** (Phase 6) dient der Überprüfung, ob noch Reste der dysfunktionalen Anteile des Erlebten körperlich gespeichert sind. Dies kann für kleinere Kinder schwierig sein, eventuell kann eine positive Kognition wie »Ich bin okay!« oder »Ich bin stark!« im Körper gespürt und dann mit BLS verstärkt werden. Spielerisch kann ein Kind aufgefordert werden, wie ein Detektiv mit einer Lupe »durch seinen Körper zu wandern« und zu schauen, wie sich der Körper nun anfühlt, ob jetzt noch irgendwo ein unangenehmes oder ein neues angenehmes Gefühl zu entdecken ist.

Phase 7: Abschluss

Zum **Abschluss** (Phase 7) der Sitzung wird dem Kind ein Spiel, Bewegung oder Ähnliches angeboten, um eine völlige Reorientierung ins Hier und Jetzt sowohl gedanklich als auch im Körper zu erreichen. Das Kind wird kindgerecht auf die Möglichkeit des Nachprozessierens aufmerksam gemacht: *»Falls dir später oder in den nächsten Tagen noch etwas einfällt, du neue Ideen oder Gedanken hast zu dem, was wir heute gemacht haben, sage es bitte deinen Eltern oder male es und bringe das Bild zur nächsten Stunde mit.«*

Phase 8: Reevaluation

Die **Reevaluation** (Phase 8) erfolgt in der folgenden Sitzung mit dem Kind und zeitnah mit den Eltern, z. B. durch ein Telefonat wenige Tage nach der Bearbeitung oder in einem gesonderten Elterntermin.

In der Reevaluation wird überprüft, ob die vorherigen Belastungen verarbeitet und integriert werden konnten und ob neues traumabezogenes Material in der Zeit nach der Bearbeitung aufgetaucht ist, das eine weitere EMDR-Sitzung erforderlich macht.

4.3 Fallbeispiel: »Ich hätte die Einbrecher vertreiben müssen!«

In der Regel rufen Eltern während der telefonischen Sprechzeit in der Praxis an und schildern ihr Anliegen. Bereits beim ersten Kontakt erfährt man häufig etwas über die Dringlichkeit und die Belastung der Familie: *»Wann ist der nächste Termin frei? Wir/unser Kind leiden/leidet!«* D. h., dass die **PHASE 1** – Anamnese – schon begonnen hat.

Bei dem nachfolgenden Fallbeispiel beschrieb eine Mutter am Telefon, dass es vor einigen Wochen einen Einbruch in ihr Haus gegeben habe und die gesamte Familie belastet sei. Am schlimmsten sei es für den Vater und das jüngste Kind (5 Jahre), sie benötigten dringend einen Termin.

Zum Erstgespräch kamen beide Eltern und das jüngste Kind der Familie. Sie schilderten einen Einbruch vor ca. sechs Wochen im Haus der Familie. Der Vater habe die Einbrecher gehört und versucht, diese vom Stehlen und Zerstören abzuhalten. Die Einbrecher hätten ihn zusammengeschlagen. Das jüngste Kind wurde von dem Lärm wach, rannte zur Lärmquelle und sah, versteckt hinter einer Tür, wie der Vater geschlagen wurde. Die beiden größeren Geschwister seien nicht zu Hause gewesen, hätten zu diesem Zeitpunkt bei Freunden übernachtet.

Während der Schilderung durch die Mutter schaute der Vater angestrengt auf den Boden und knetete seine Hände. Das Kind hielt sich die Ohren zu, sprang vom Sofa auf und sagte, es wolle das nicht hören, es hätte doch nichts tun können!

- Die Mutter wurde gebeten, die Geschichte verkürzt zu berichten, Details wegzulassen.
- Dem Vater wurde angeboten, ein Stopp-Zeichen zu geben, wenn ihm alles zu viel würde. Er könne dann auch kurz aufstehen, hinausgehen oder auch ein Glas Wasser zu trinken bekommen.
- Dem Kind wurde angeboten, bei der Erzählung der Mutter zu stehen und sich in der Praxis umzuschauen. Mit dem Hinweis: Deine Mutter erzählt nun nur *ganz kurz*, was vor sechs Wochen passiert ist, danach sprechen wir über andere Dinge.

Nach der Schilderung fragte ich die Familie, *was seitdem anders als vorher sei*: Der Vater berichtete von Schlafstörungen, Ängsten, innerer Anspannung und Gereiztheit. Ihr Kind habe seitdem Schlafstörungen, Alpträume, sei einerseits anhänglicher und andererseits aggressiver als sonst. Es gebe häufig Konflikte im Kindergarten, oft aus nichtigen Anlässen. Die Mutter halte die Familie zusammen und versuche, alle zu beruhigen und wieder einen Alltag einkehren zu lassen. Mittlerweile würde ihr das schwerfallen, sie sei erschöpft und fühle sich hilflos.

Nach der Schilderung des Vorfalls bat ich die Familie und auch das Kind, ihre allgemeine Lebenssituation zu beschreiben: Wo und wie wohnt die Familie? Was machen die Eltern beruflich? Besucht das Kind regelmäßig einen Kindergarten? Auch dem Kind stellte ich Fragen: Was machst du dort gerne? Bauecke, Puppenecke, draußen spielen, basteln ...? Gibt es im Kindergarten Situationen, Menschen oder Aktivitäten, die du nicht magst oder die dir unangenehm sind oder Angst machen? (Stressoren?) Wie ist der Alltag zu Hause: Gibt es Rituale, Rhythmen im Alltag wie gemeinsame, regelmäßige Mahlzeiten, Aktivitäten? In welchem sozialen Gefüge bewegt sich die Familie? Über welche Ressourcen verfügt die Familie?

Es wurden weitere Termine vereinbart: zwei Termine für die Eltern zur Erhebung der Anamnese und Traumaanamnese, zwei diagnostische Termine für das Kind.

Phase 1 und Start von Phase 2

Im Elterngespräch wurde zunächst die Anamnese des Kindes erhoben: Wie war die bisherige Entwicklung des Kindes? Gab es belastende Ereignisse in der Vergangenheit? Gibt es vertrauensvolle und stabile Beziehungen und Bindungspersonen? Der Vater berichtete, dass er seit dem Einbruch unter einer erhöhten Stressbelastung stehe und eine eigene traumafokussierte Psychotherapie begonnen habe. Es falle ihm schwer, sich auf das Befinden seines Kindes zu konzentrieren, da dies seine eigenen Symptome auslösen und verstärken würde. Mit den Eltern wurde a) der *Pediatric Emotional Distress Scale – Early Screener* (PEDS-ES) durchgeführt, bezogen auf die Situation ihres Kindes, b) beide Eltern wurden gebeten, die *Impact of Event Scale* (IES) auszufüllen, um ihre Belastung durch den Einbruch zu bewerten, c) die *Child Dissociative Checklist* (CDC) wurde durchgearbeitet, um eine eventuelle dissoziative Symptomatik festzustellen. Ein Konsiliarbericht wurde für den Kinderarzt der Familie mitgegeben, und es wurde um eine kurze pädiatrische Stellungnahme gebeten. Abschließend wurde vereinbart, dass die Mutter die nächsten Termine mit dem Kind in der Praxis wahrnehmen würde, so dass der Vater nicht zusätzlich zu seinen eigenen Traumafolgesymptomen belastet würde. Es wurde angeregt, dass zu Hause der Alltag mit viel Bewegung im Freien verbracht und eine Reduktion von Alltagsbelastungen gelebt werden sollte.

Im zweiten Elterngespräch wurde den Eltern das Konzept des Toleranzfensters, das AIP-Modell wie auch EMDR vorgestellt. Beide Eltern waren einverstanden, ein traumafokussiertes Vorgehen anzuwenden, um dem Kind zu helfen, das Erlebte zu verarbeiten. Es wurde besprochen, dass im Folgetermin mit der Mutter eine Therapiegeschichte dazu geschrieben würde, wie das Kind das Ereignis erlebt hat. Der Vater wurde gefragt, ob er ausreichend affektstabil sei, um an weiteren Sitzungen teilzunehmen. Er gab an, gut für sich sorgen zu können. Mit den Eltern wurde im Folgetermin eine Therapiegeschichte in Anlehnung an das Konzept des *Therapeutic Storytelling* nach Joan Lovett geschrieben. Beim Erstellen der Geschichte gemeinsam mit den Eltern wurde deutlich, dass der Vater mittlerweile ausreichende Fähigkeiten zur Distanzierung entwickelt hatte. Es wurde vereinbart, dass bei der nächsten Eltern-Kind-Sitzung die Therapiegeschichte unter BLS dem Kind vorgelesen wurde: Die Mutter gab an, die Geschichte zu lesen, der Vater wollte das Tapping des Kindes übernehmen.

Bei den **diagnostischen Sitzungen mit dem Kind** war beim ersten Termin die Mutter mit anwesend. Der Fokus der Sitzung lag auf dem Kind: Wir sprachen über den Tagesablauf des Kindes: *»Stelle dir vor, ich hätte dich 24 Stunden mit einer Kamera begleitet.«* Wichtige Informationen über Stressoren, aber auch Ressourcen wurden gesammelt. Den Abschluss bildete ein gemeinsames Spiel nach Wahl des Kindes.

Beim zweiten Termin für das Kind wartete die Mutter im Wartezimmer; das Kind wollte den Raum und die Zeit für sich alleine haben. Wir erstellten eine allgemeine **Gefühle- und Erlebnistabelle**, in Anlehnung an eine **Ressourcen- und Belastungslandkarte**:

Th.: *»Heute möchte ich mit dir einmal diese Tabelle ausfüllen. Wir suchen für jede Spalte zwei oder drei Erlebnisse. Wann hast du dich mal dolle geärgert? Wann gefreut?*

Tab. 4-2: Gefühle- und Erlebnistabelle

Ärger	Freude	Angst	Trauer
		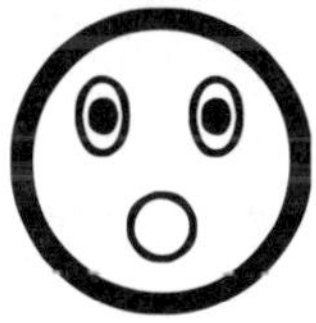	

Wann hattest du einmal Angst? Was macht dir vielleicht jetzt Angst? Worüber warst oder bist du traurig?« Bei der Beschreibung von belastenden Ereignissen benannte das Kind den Einbruch und gab an, dass es eigentlich dem Vater hätte helfen müssen, dann wäre er jetzt nicht so traurig.

Ergänzende Fragen zur Ermittlung des aktuellen **Belastungsgrads** waren:

»Wie doof oder ärgerlich oder auch traurig ist das jetzt gerade für dich? Welches Erlebnis bzw. welches Gefühl soll weniger werden oder sogar ganz verschwinden? Welches Gefühl oder welche Fähigkeit soll mehr werden?«

Im weiteren Verlauf der Stunde ermittelten wir dann den **Wohlfühlort** des Kindes:

»Wenn du dir einen Ort vorstellst, wo du dich ganz wohlfühlst, wo nur du bestimmen kannst, wer dort hin darf ... was wäre das für ein Ort? Wie würde es da aussehen? Und wie fühlst du dich da ...? Was machst du an diesem Ort ...?«

Das Kind stellte sich ein Baumhaus vor, mit kuscheligen Kissen, einem Telefon, etwas zu trinken und zu essen und einer Strickleiter, die man bei Bedarf einziehen konnte. Falls jemand ins Baumhaus wollte, musste an einer Klingel gezogen werden, die am Fuße des Baumes hing. Dann schaute das Kind aus dem Fenster und entschied, ob der Besuch willkommen war. So war gewährleistet, dass das Kind der *Bestimmer* war, die Kontrolle hatte. Das Kind wurde angeleitet, sich diesen Ort nochmals vorzustellen, sich an diesem Ort zu sehen und zu spüren, wo im Körper bei dieser Vorstellung ein angenehmes Gefühl auftauchte:

Ki.: *»Einfach gut, das ist überall ...«*

Th.: *»Welche Farbe könnte dieses gute Gefühl haben?«*

Ki.: *»Gelb wie eine Sonne ... ich kann vom Baumhaus die Sonne sehen!«*

Th.: *»Stelle dir vor, wie du in deinem Baumhaus bist, du dich wohl und gut fühlst, spüre das Wohlfühlen wie eine Sonne, mit Wärme überall im Körper, und mache langsam mit mir zusammen diese Bewegung ... das nennt man eine Schmetterlingsumarmung. Das hilft dem Körper, sich dieses schöne, gute, angenehme Gefühl zu merken ... Wie ist es jetzt?«*

Das Kind folgte zwei Durchgängen der Imagination mit BLS und wollte dann das Baumhaus malen.

Phase 3

Zu diesem Termin kam das Kind mit seinen Eltern; die Therapiegeschichte wurde von den Eltern im Vorfeld zur Begutachtung gesandt. Es wurde darauf geachtet, dass die Geschichte einen Spannungsbogen, negative und positive Kognitionen, Emotionen und Körpergefühle enthielt und als Protagonist das Kind benannt wurde. Nach einem kurzen Warm-up-Gespräch berichtete ich dem Kind, dass seine Eltern eine

Geschichte über es geschrieben hätten. Eine Geschichte, in der es um das schlimme Ereignis gehe, das vor einigen Wochen stattgefunden habe.

Th.: *»Letzte Woche haben wir über Sachen gesprochen, die schön sind und Spaß machen, worüber wir uns freuen, und über Sachen, die uns einmal Angst gemacht haben. Kannst du mir nochmal eine Sache nennen, die dir richtig Freude gemacht hat …?«*

Nach der positiven Antwort wurde das Kind nach dem negativen Ereignis befragt:

Th.: *»Eine schlimme Sache war ja der Einbruch. Wenn du jetzt daran denkst, wie schlimm oder doof ist das jetzt für dich? So … oder so …?«* (Handabstand zeigen und skalieren lassen).

Ki.: *»So …!«* Das Kind zeigte einen mittleren Handabstand, der einer 5 auf der SUD-Skala entsprechen würde.

Th.: *»Zu dem, was passiert ist, haben deine Eltern eine kleine Geschichte geschrieben, die wir uns jetzt gemeinsam anhören.«*

Phase 4

Auf eine umfassende Erklärung über das Erstellen einer Therapiegeschichte, oft auch *therapeutic storytelling* (Lovett, 2007) genannt, wird an dieser Stelle verzichtet. Dies ist ein wichtiger und auch ausführlicher Bestandteil der Ausbildung zum EMDR-Kindertherapeuten.

Das Kind schaute interessiert, saß zwischen den Eltern auf dem Sofa. Ich erklärte, dass die Mutter die Geschichte vorlesen und das Kind mit seinem Vater aufmerksam zuhören könnte. Als die Mutter die Geschichte vortrug, wurde der Vater nochmals an das Durchführen der taktilen BLS erinnert. Im Verlauf des Vorlesens unter BLS war ein Anstieg der Anspannung beim Kind zu beobachten; es stand auf, wollte nicht mehr sitzen. Der Vater führte die BLS unter meiner Anleitung fort, das Kind wurde beobachtet, verbal unterstützt und begleitet:

Th.: *»Das war wirklich schlimm, da warst du sicher ganz hilflos und konntest gar nichts tun … dein Herz klopfte dolle und du hattest Angst …«* (NK: »Ich bin in Gefahr«).

Phase 5

Die Geschichte endete im Guten mit dem Abschluss, dass alle nun wieder sicher sind, das Haus jetzt eine Alarmanlage hat und die Einbrecher bestraft wurden (PK: »Es ist vorbei, ich bin sicher«). Es wurde ein Bogen zum positiven Hier und Jetzt gespannt:

Vorleserin: *»Heute bist du schon größer, gehst gerne in den Kindergarten und kletterst gerne auf dem Kletterturm. Zu Hause lernst du gerade Fahrradfahren ohne Stütz-*

räder und freust dich schon darauf, mit deiner Familie Ausflüge mit dem Fahrrad zu machen …«.

Bei dieser Beschreibung schaute das Kind zu seinen Eltern, setzte sich wieder zwischen die beiden auf das Sofa, wirkte sichtlich entspannt und gelöst (**Phase 6 durch Beobachtung**); siehe hierzu die Erklärungen zum altersadaptierten EMDR-Ablaufschema in Kapitel 4.2.2.

Phase 7

Zum Abschluss spielten wir ein kurzes Spiel, das Fangen eines Flutschi-Balls, das dem Kind aktive Aufmerksamkeit abverlangte und ihm Spaß machte. Das Kind wurde dann aufgefordert, falls ihm in den nächsten Tagen noch etwas zur Geschichte einfallen würde, dies seinen Eltern zu berichten. Mit den Eltern wurde ein Telefontermin für den nächsten Tag und ein Kontrolltermin für das Kind in einer Woche vereinbart.

Phase 8

Während des Telefonats mit den Eltern am nächsten Tag erzählten sie von einem unruhigen Schlaf des Kindes, das Kind schlief jedoch durch, und es wurden keine Alpträume beobachtet oder erwähnt. Auch sonst sei der Tag danach unauffällig verlaufen. Nach einer Woche fand ein Termin mit dem Kind in Präsenz in der Praxis statt. Alltagsthemen standen dabei im Vordergrund, der Einbruch wurde nicht mehr thematisiert. Die Eltern sprachen in einem gesonderten Gespräch davon, dass ihr Kind wieder gut schlafe; die übertriebene Anhänglichkeit sei *»wieder weg«*, der Kindergarten berichte, dass das Kind entspannter wirke.

Allgemeine Behandlungsprinzipien

- Zu Beginn der Behandlung muss eine gute, vertrauensvolle Beziehung aufgebaut werden.
- Die Verarbeitung der belastenden Erfahrungen findet im Toleranzfenster statt.
- »Safety first«, um eine nochmalige oder zusätzliche Traumatisierung zu vermeiden.
- Es müssen geeignete Methoden gewählt werden, die eine Aktivierung des Traumamaterials bewirken, eine Verarbeitung ermöglichen und zu einer Neuorientierung führen.

4.4 Anwendung von EMDR bei weiteren Störungsbildern

EMDR kann bei weiteren Störungsbildern angewandt werden, wie z. B. Impulskontrollstörungen, Angststörungen, Depression, Enuresis, Enkopresis, prolongierter Trauer, Alpträumen, Zwangsstörungen, Essstörungen, nach medizinischen Traumatisierungen.

Impulskontrollstörungen: Diese können Ausdruck eines bestehenden Hyperarousals nach einer traumatischen Erfahrung sein. Häufig sind bei Kindern im Schulalter nach dem Ereignis oppositionelles Verhalten, Hyperaktivität und vielfältige soziale Konflikte zu beobachten. Manche Kinder sind übermäßig besorgt um sich und ihre Angehörigen, wirken ängstlich und überwachsam. Schulkinder haben möglicherweise Schuld- und Schamgefühle, denken, dass sie an dem Geschehenen schuld sind und es hätten vermeiden können. Andererseits sind Kinder mit Impulskontrollstörungen Kränkungen und Zurückweisungen aufgrund ihres expansiven Verhaltens ausgesetzt, die belastend und selbstwertschädigend wirken können. EMDR kann zur Verarbeitung solcher Kränkungserlebnisse und zum Aufbau zukünftiger funktionaler Verhaltensweisen eingesetzt werden: Welche Fähigkeiten brauchst du, um zukünftig damit besser umgehen zu können?

Angststörungen und Depression: Diese können Folge einer traumatischen Erfahrung sein. EMDR kann helfen, belastende Überzeugungssysteme zu identifizieren und die der Angst zugrunde liegenden Ursachen zu verarbeiten. Bei dem Vorliegen einer Depression ist die Anwendung von EMDR bei Erwachsenen bereits gut erforscht und etabliert (Hofmann, 2020).

Phobien: Bei spezifischen Phobien, wie z. B. einer Impfangst, einer Spinnen- oder Hundephobie, kann die Angst vor diesen bestimmten Objekten oder einer phobisch besetzten Situation mit EMDR verringert, meist beseitigt werden.

Enkopresis und Enuresis: EMDR kann bei Kindern mit Enkopresis, dem wiederholten willkürlichen oder unwillkürlichen Einkoten, und Enuresis, dem wiederholten willkürlichen oder unwillkürlichen Einnässen (tagsüber und/oder nachts), unterstützen – insbesondere, wenn ein Zusammenhang mit traumatischen Erlebnissen oder emotionalen Belastungen besteht.

Prolongierte Trauer: Als prolongierte Trauer bezeichnet man eine über das »Normale« hinausgehende Trauerphase, die sowohl in der Intensität als auch in der zeitlichen Dauer »pathologisch« ist. Es ist schwierig, hier eine allgemeingültige Norm zugrunde zu legen, doch kann eine Orientierung über die Bewertung der Alltagsstabilität gefunden werden: Ist nach dem Verlust einer geliebten Person oder eines geliebten Haustiers die Bewältigung des Alltags – siehe Alltagstest im Praxisteil – wieder Schritt für Schritt möglich? Wie ist das Schlafverhalten – kann das Kind schlafen? Berichtet das Kind von Alpträumen, die thematisch mit dem Verstorbenen, der Beerdigung oder auch Ängsten um den Verstorbenen zu tun haben? Ist ein Vermeidungsverhalten zu beobachten? EMDR kann helfen, verstörende oder überwältigende Bilder und Erlebnisse zu verarbeiten. Alpträume können z. B. gemalt und zum Fokus für eine EMDR-Behandlung werden. Es geht nicht darum, dass die Trauer schnell verringert wird, sondern dass ein persönliches Wachstum angeregt und ein Umgang mit dem Verlust erlernt wird.

Tröstlich und entlastend können Übungen sein, die den geliebten verstorbenen Menschen in die Therapie miteinbeziehen. Praktische Anwendungsbeispiele lernte ich bei einem Seminar zu *EMDR bei Trauer* von Joany Spierings, einer niederländischen Kollegin, kennen. Sie stellte internationale Trauerrituale vor, wie z. B. das Verbrennen von Dingen für die Verstorbenen. Dies kann als ein Akt des Gedenkens und der Unterstützung des Verstorbenen auf seiner letzten Reise verstanden werden.

Fallbeispiel

Eine Jugendliche vermisste ihren verstorbenen Opa und überlegte, wie es ihm wohl gehe und wo er jetzt sei. Ihre Symptome waren Grübeln, Schlaflosigkeit und Konzentrationsstörungen seit dem Tode des Großvaters vor einem halben Jahr. Wir unterhielten uns über ihren Opa, was er gemocht hatte und was sie gerne mit ihm unternommen hatte. *»Wir waren oft zusammen Eis essen. Er hat immer einen Amarena-Eisbecher gegessen …«.* Ich schlug der Jugendlichen vor, diesen Eisbecher zu malen. Dann fragte ich sie, ob wir ihrem Opa den Eisbecher schicken sollten – z. B. könnten wir das Bild draußen verbrennen und uns vorstellen, wie der Rauch (Eisbecher) in den Himmel, zu ihrem Opa aufstieg – wo immer er jetzt auch war … Diesem Vorschlag stimmte sie freudig zu; während des Verbrennens des Bildes bat ich die Jugendliche, bei sich die Schmetterlingsumarmung anzuwenden und sich mit langsamer BLS vorzustellen, dass es ihrem Opa gut ginge und dass sie immer an ihn denken könnte, er einen Platz in ihrem Herzen hätte. Die Patientin weinte während der Vorstellung und war gleichzeitig froh, dass sie die weiterhin bestehende, liebevolle Verbindung zu ihrem Opa nicht aufgeben musste. In der darauffolgenden Sitzung beschrieb die Jugendliche, sie könne wieder schlafen wie früher, das Einschlafen sei leichter.

Cave: Diese Übung eignet sich nicht für alle trauernden Kinder oder Jugendlichen, es sollte stets die Anwendung im Einzelfall überprüft werden. Voraussetzung sind eine gute, vertrauensvolle therapeutische Beziehung, emotionale Stabilität auf Seiten der Therapeuten, Ausschluss dissoziativer Symptome, eine bestehende Alltagsstabilität der Patienten und deren Umfeld.

Alpträume: Diese können massiv beängstigend sein; manche Kinder berichten, dass sie aus Angst vor Alpträumen das Schlafen vermeiden möchten und sich »extra lange wachhalten«. Alpträume können eine Mischung aus belastenden Erfahrungen, Erinnerungen, Alltagsresten und zukünftigen Befürchtungen sein. Das Zielbild der Bearbeitung kann hier der schlimmste Moment im Alptraum sein. Dieser Moment kann gemalt oder mit anderen kreativen Medien, wie z. B. Spielfiguren oder im Sandspiel, dargestellt werden.

Zwangsstörungen: Bei Kindern treten Zwangsstörungen in Form von Zwangsgedanken und/oder Zwangshandlungen auf, die als belastend und kaum kontrollierbar erlebt werden. Zwangsstörungen können Folgen von traumatischen Erfahrungen oder belastenden Erinnerungen sein. EMDR kann eine Desensibilisierung gegenüber den angstauslösenden Gedanken bewirken, so dass die Kinder und Jugendlichen besser mit diesen umgehen können. Negative Kernüberzeugungen über sich selbst oder ihre Umwelt, wie z.B. »Ich bin schmutzig und verseucht ...« oder »Die Umwelt ist gefährlich und voller krankmachender Keime ...«, können verändert werden.

Essstörungen: Diese können mit traumatischen Erlebnissen, emotionalen Belastungen und/oder negativen Selbstbildern verbunden sein. Ziel ist auch hier zunächst die Verarbeitung möglicher Traumata, die Entwicklung positiver Kernüberzeugungen, die Akzeptanz des eigenen Körpers und das Erlernen von Selbstberuhigungstechniken. Renée Beer (2019) entwickelte ein transdiagnostisches Protokoll zur Behandlung von Essstörungen bei Jugendlichen und Erwachsenen. Sie beschreibt darin, welche Essstörungssymptome und aufrechterhaltenden Faktoren mit EMDR-Therapie behandelt werden können.

Chronische Erkrankungen: EMDR kann Kinder mit einer chronischen Erkrankung bei der Verarbeitung der Diagnose und Akzeptanz der therapeutischen Maßnahmen unterstützen. Da die Anwendung von EMDR auf Belastungen aus der *Vergangenheit*, der *Gegenwart* und auf mögliche *Zukunftssorgen* fokussiert, werden auch die Prognose einer chronischen Erkrankung und die damit verbundenen Sorgen thematisiert.

- **Vergangenheit:** Welche Untersuchungen, Situationen, Körpersensationen oder Ähnliches waren für dich schlimm und sind auch jetzt noch belastend, wenn du jetzt daran denkst?
- **Gegenwart:** Welche Belastungen spürst du zurzeit? Stehen Untersuchungen an? Gibt es körperliche Beeinträchtigungen, die dich traurig, wütend, hilflos machen? Was könnte dir helfen, dass die Situation etwas leichter für dich wird/ist?
- **Zukunft:** Welche Sorgen bezüglich deiner Zukunft hast du? Gibt es Trigger im Alltag?

Laut der Weltgesundheitsorganisation (WHO) neigen Menschen mit chronischen Krankheiten viel häufiger als der Durchschnitt dazu, unter Depressionen und Angstzuständen zu leiden. Die Stärkung der Betroffenen ist ein Schritt auf dem Weg zu einer besseren psychischen Gesundheit.

Fallbeispiel

Bei einem 14-jährigen Jugendlichen wurde kürzlich Multiple Sklerose diagnostiziert. Er formulierte eine gegenwärtige Belastung: *»Ich mag keine Rollstühle. Wenn ich Rollstühle sehe, denke ich daran, was mir noch passieren kann …«*. Mit diesem Patienten wurde zunächst an gegenwärtigen Triggern des Alltags gearbeitet, um die Wiederherstellung der Alltagsstabilität zu unterstützen.

Die Anwendung eines alters- und entwicklungsangepassten EMDR-Kinderprotokolls bietet auch Kindern mit *körperlichen* oder auch *kognitiven Beeinträchtigungen* eine schonende und zügige Behandlung von posttraumatischen Stresssymptomen. Das Ziel der EMDR-Behandlung bei Kindern ist eine Stabilisierung des Kindes und die Verarbeitung belastender Erfahrungen, Ängste, Befürchtungen. Die Partizipation am sozialen Leben, wie Kindergarten, Schule, Vereine etc., wird verbessert oder in manchen Fällen durch die Behandlung erst ermöglicht.

Fallbeispiel

Ein fünfjähriges Kind hatte aufgrund von somatischen Reifungs- und Entwicklungsverzögerungen von Geburt an häufige schmerzhafte Blasenentzündungen. Bei der Auswahl des Zielbilds einer EMDR-Sitzung wurde der Schmerz einer besonders schmerzhaften Blasenentzündung gewählt. Dieser Schmerz wurde als »Pippi-Aua« bezeichnet und als großes, rundes, rotes, trauriges und ärgerliches Gesicht gemalt – Rot für die Schmerzqualität wie heißer, brennender Schmerz und Blut im Urin; Ärger, da die wiederkehrenden Blasenentzündungen »einen ärgerten«; Trauer, da es immer wieder so weh tat. Im Verlauf der EMDR-Sitzung wurde die Erinnerung an den Schmerz kleiner, wie ein *»Staubkorn«*, eine Neuorientierung konnte erreicht werden, indem *»Kopf und Blase Freunde wurden«*. Seitdem sagte der Kopf der Blase, wann es Zeit wurde, zur Toilette zu gehen. Die Blase ließ sich auf diese Absprache ein, da die Angst vor dem Schmerz weg war.

Medizinische Untersuchungen, Verletzungen: Medizinische Untersuchungen, invasive Eingriffe und Behandlungen sind wichtig, nach traumatischen Verletzungen eventuell lebensrettend UND können belastend sein und zu posttraumatischem Stress führen. Themen in der EMDR-Therapie können z. B. ein Schmerz, Scham, das Gefühl des Allein-gelassen-Seins und Hilflosigkeit sein (siehe dazu das Fallbeispiel am Ende dieses Kapitels).

Unfälle können bei den Betroffenen Amputationen von Gliedmaßen zur Folge haben. Zielbilder der traumafokussierten Therapie mit EMDR können das Geschehen/der Unfall, die Verletzung, der Schmerz, die Behandlung und die Prognose sein. Wichtig ist hier, die eher leisen und versteckten Sorgen und belastenden Gefühle wie Scham oder auch Trauer wahrzunehmen.

Fallbeispiel

Ein Jugendlicher verlor bei einem nächtlichen Abenteuerausflug mit seiner Peergroup einen Finger. Die traumafokussierte Arbeit verlief gut, die oben beschriebenen Themen, wie das Geschehen, die Angst, der Schmerz usw., konnten gut bearbeitet werden. Es blieb jedoch eine Restbelastung aus der Gegenwart: Der Patient stellte gegen Ende der Behandlung die Fragen: *»Wo ist denn eigentlich jetzt mein Finger? Was wurde denn mit meinem Finger gemacht?«* Diese Fragen und Überlegungen führten zu einem nun spürbaren Gefühl der Trauer und des Verlusts: *»Jetzt fehlt ja ein Teil von mir!«* Es musste auch in diesem Fall nicht nur die Wunde an der Hand heilen, sondern auch die Wunde des Verlusts und der Trauer. Im Verlauf der Behandlung konnte beobachtet werden, dass der Patient zu Beginn der Therapie die Hand mit dem amputierten Finger immer mit der anderen Hand bedeckte. In den letzten Sitzungen wurden beide Hände »gleichwertig« genutzt und bewegt, der *stuck point* war überwunden.

Komplexe Posttraumatischen Belastungsstörung (kPTBS): Bei Kindern und Jugendlichen mit einer kPTBS kann EMDR in den Gesamtbehandlungsplan integriert werden. Nach Maercker (2023) können bei Betroffenen Beeinträchtigungen im Bereich der Affektwahrnehmung und Affektregulation, dem Selbstkonzept und den Beziehungen vorliegen. Kinder, die unter kPTBS leiden, haben oft Schwierigkeiten, Vertrauen zu anderen aufzubauen, was ihre Fähigkeit, gesunde Beziehungen zu entwickeln, stark beeinträchtigen kann. Darüber hinaus können die negativen Folgen auch das Lernen und die schulischen Leistungen beeinflussen, da betroffene Kinder oft Probleme haben, sich zu konzentrieren oder ihre Emotionen zu regulieren. Ursachen für die Entstehung einer kPTBS sind nach Maercker *»Erlebnisse extremer und langandauernder/wiederholter Natur, die extrem bedrohlich oder schockierend waren und aus denen Flucht nicht möglich war wie KZ-Haft, Folter, sexueller Kindesmissbrauch o.ä.«* Die komplexe Posttraumatische Belastungsstörung kann die gesunde psychische, soziale und auch körperliche Entwicklung eines Kindes erheblich stören.

Bei einer komplexen Traumatisierung ist ein gestuftes Vorgehen notwendig. Die Phasen der Stabilität und Instabilität können sich abwechseln und erfordern eine fortlaufende Überprüfung der gegenwärtigen Situation des Kindes (Abb. 4-4):

- Affekttoleranz berücksichtigen
- Ressourcenaktivierung
- Aufbau einer Affekttoleranz
- Im Alltag aktive Überzeugungssysteme ermitteln

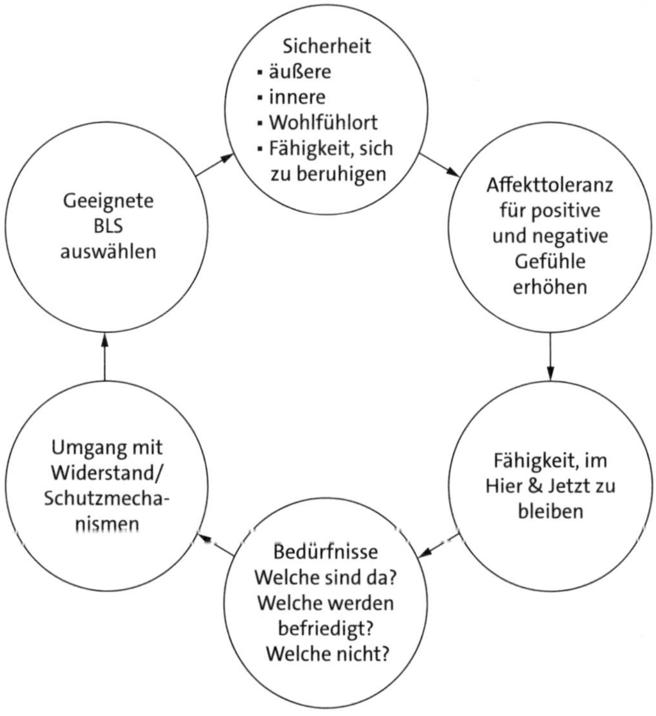

Abb. 4-4: Aspekte in der Behandlung der komplexen Traumafolgestörungen, © Lempertz, 2025

Die Anwendung von EMDR wird hier »umgekehrt« durchgeführt: von den Alltagsbelastungen der unmittelbaren Zukunft über die Gegenwart, d. h. über die gegenwärtigen Trigger, hin zu den Ereignissen aus der Vergangenheit. Die Behandlung kann unter Umständen mehrere Jahre dauern und immer wieder längere Stabilisierungsphasen erfordern (Abb. 4-5).

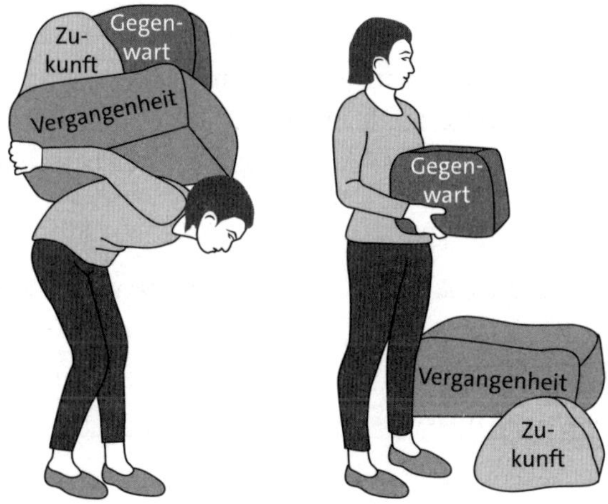

Abb. 4-5. Alles auf einmal ist zu viel! Step by step

Dissoziative Störung: EMDR kann bei Kindern mit einer dissoziativen Störung angewandt werden, wenn bestimmte Voraussetzungen und die Stabilität und Sicherheit des Kindes berücksichtigt werden. Dissoziation bedeutet das teilweise oder vollständige Auseinanderfallen von psychischen Funktionen. Buddeberg (2004) benennt folgende psychische Funktionen: Bewusstsein, Wahrnehmung, Denken, Lernen, Gedächtnis, Emotionen und Intelligenz. Ursachen für dissoziative Störungen können komplexe und chronische Traumatisierungen durch Gewalt, Missbrauch, Entwicklungstraumata, Vernachlässigung, Suchterkrankung und/oder psychische Erkrankungen von Bezugspersonen sein. Unter Umständen leiden Bindungspersonen unter eigenen, nicht bearbeiteten und nicht integrierten traumatischen Erfahrungen.

Die Fähigkeit eines Kindes, Erinnerungen und Erlebnisse zu integrieren, wird von den traumatisierenden Bedingungen, unter denen es aufwächst, beeinflusst. Es können sowohl Schwierigkeiten bei der Affektregulation als auch die Entstehung negativer kognitiver, emotionaler und körperlicher Überzeugungen die Folge sein.

Wie lassen sich dissoziative Verhaltensweisen/Symptome feststellen?

- **Interne Beobachtungen:** Wahrnehmungen, Empfindungen usw.
- **Externe Beobachtungen:** Beschreibungen der Bezugspersonen, Erzieherinnen, Lehrerinnen, Freunde, Verwandte

Dissoziative Störungen erfordern eine phasenorientierte Behandlung, die die Stabilisierung, Bearbeitung des Erlebten und eine Neuorientierung beinhaltet. Auch hier können sich die Phasen abwechseln und wiederholen. Von Seiten des Therapeuten ist es notwendig, immer wieder zu überprüfen, welche Phase gerade aktuell und wichtig ist.

- Wo ist der Patient zurzeit, d. h. bei welchem Thema? Was steht im Vordergrund?
- Wo bin ich gerade?
- Was ist meine aktuelle Hypothese?
- Was löst der Patient bei mir aus?
- Was spüre ich?

Suizidalität bei Kindern und Jugendlichen: Vor einer traumafokussierten Psychotherapie muss bei suizidalen Kindern und Jugendlichen die emotionale Stabilität (wieder-)hergestellt werden. Generell kann eine ambulante Behandlung nur erfolgen, wenn die Kinder und Jugendlichen glaubhaft versichern können, gut auf sich aufzupassen, Hilfe einzufordern und alles zu unternehmen, um ihr Leben zu schützen. Der Einsatz von EMDR kann dann in den Phasen erfolgen, in denen das Leben eher wieder ruhiger und gleichförmiger geworden ist.

Nachfolgend wird ein Beispiel für einen **Lebensvertrag** aufgezeigt, der mit einem Kind oder Jugendlichen abgeschlossen werden kann – unter Information und Miteinbezug der Bezugspersonen.

Lebensvertrag

zwischen

Name: ______________________________

und

Name des/der Therapeut/in: ______________________________

- Ich werde für die Dauer der ambulanten Psychotherapie auf jede Form der Gefährdung meines Lebens verzichten und alles tun, um mein Leben zu schützen.
- Dies gilt sieben Tage pro Woche und 24 Stunden am Tag.
- Mein Ziel in der psychotherapeutischen Behandlung ist, etwas zu verändern und zu einer positiven Lebenseinstellung zu kommen.
- Bei einer persönlichen Krise werde ich eine Atemübung, wie zum Beispiel die Vierecksatmung, Fünf-Finger-Atmung, fünfmal ganz langsam durchführen, Übungen aus der *Safe Place App* machen oder Seifenblasen pusten und schauen, was mir hilft.
- Ich werde auf meine Gefühle achten und alle meine Gefühle in einem Tagebuch aufschreiben.
- Zur Unterstützung kann ich eine Vertrauensperson anrufen oder besuchen; wenn es mir nicht besser geht, wende ich mich an meine Eltern oder andere Bezugspersonen.
- Falls niemand zu erreichen ist, wähle ich die Notfalltelefonnummer 110 oder fahre selbstständig in die Klinik, die am nächsten liegt.

Ort ______________________ Datum ______________________

____

Unterschrift Jugendliche/r Unterschrift Therapeut/in

EMDR und Künstliche Intelligenz: Die Anwendung von Künstlicher Intelligenz (KI) in der Psychotherapie – wie auch bei der Anwendung von **EMDR** – kann die menschliche Beziehung, Empathie und klinischen Einschätzungen der Therapeutin nicht ersetzen. Es besteht das Risiko, dass ernsthafte Symptome nicht angemessen erkannt, falsch bewertet oder behandelt werden. Zudem birgt die KI-Verarbeitung sensibler persönlicher Daten Risiken, deren Auswirkungen derzeit noch nicht absehbar sind.

EMDR und die psychotraumatologischen Auswirkungen des Klimawandels: Traumafokussierte Psychotherapie adressiert Traumafolgestörungen, die nach dem Erleben von Naturkatastrophen wie Waldbränden, Fluten oder starken Hitzeperioden entstehen können. Schon Kindergarten- und Grundschulkinder formulieren in der Praxis oder Klinik ihre Sorge, dass die »Erde kaputtgeht«, und äußern, sie würden gerne die Erde retten. Wichtig ist hier, Hoffnung, Zukunftsperspektiven und Handlungsmöglichkeiten zu vermitteln. Dies setzt voraus, dass eine individuelle, für sich selbst stimmige Auseinandersetzung mit diesem Thema erfolgt. Wie bewerte ich den Klimawandel? Welche Auswirkungen haben diese Veränderungen auf mich und meine Arbeit? Eine *grüne psychotherapeutische (EMDR)-Praxis* kann hier einen wichtigen Beitrag leisten: *first steps*, die sich zu einer größeren Bewegung summieren können. Tabelle 4-3 erhebt keinen Anspruch auf Vollständigkeit, sie soll als Anregung dienen, sich diesem Thema – das viele Kinder und Jugendliche beschäftigt und belastet – anzunähern.

Tab. 4-3: Anregungen für eine grüne psychotherapeutische Praxis, © Lempertz, 2025

Körperliche Perspektive	Psychologische Perspektive	Praxis – ganz praktisch
Bei heißem Wetter Getränke anbieten	Seien Sie offen und einfühlsam für die Ängste der Kinder, z. B. Klimaangst	Einschränkung des Ressourcenverbrauchs, z. B. unnötigen Papierausdruck vermeiden
Sitzungen während der heißen Mittagszeit vermeiden	Umgang mit Hilflosigkeit vs. Hoffnung aufgeben?	Energieeffiziente Praxen, z. B. Energiesparleuchten
Eventuell kürzere Sitzungen	Sharing is caring	Modellfunktion übernehmen
Beschattung: Außenbeschattung und Innenbeschattung	Kinderbücher zum Thema »Welt retten«, Klimaangst, Hoffnung usw.	Recycling
Raumkühlung?	Verbindung zur psychischen Gesundheit, Umwelt und Natur	Nutzung von Naturmaterialien

KAPITEL 5

EMDR bei Kindern und Jugendlichen nach Katastrophen

5.1 Notfälle und Katastrophen

Notfälle und Katastrophen sind unerwartete Situationen, die eine unmittelbare Gefahr für Eigentum, Tiere oder die körperliche Unversehrtheit von Menschen darstellen. Medizinische Notfälle mit eventuell bestehender Lebensgefahr erfordern schnelles medizinisches Handeln und notfallmedizinischen Einsatz. *Pädiatrische Notfälle*, wie z. B. ein Asthmaanfall, Verletzungen oder Verschlucken von Gegenständen, können zu Panik/Angst bei dem betroffenen Kind, aber auch beim Bezugssystem und dem medizinischen Personal führen. Alles muss schnell gehen, Entscheidungen müssen schnell getroffen werden, die Stabilisierung des Körpers und seiner lebenswichtigen Funktionen wie Atmung und Kreislauf steht an erster Stelle.

> Übrigens: Wissen Sie, was bei einem medizinischen Notfall, Verletzungen etc. zu tun ist? Wann haben Sie zuletzt an einem **Erste-Hilfe-Kurs** teilgenommen?

Katastrophen können nach der Art und der Ursache des Geschehens gegliedert werden: *Man-made-Disaster* sind durch einen Menschen direkt gegenüber/an einem anderen Menschen verursacht, z. B. durch interpersonelle Gewalt, innerhalb oder außerhalb der Familie.

Non-man-made-Disaster sind Ereignisse, wie beispielsweise Erdbeben, Feuer, Flut, Vulkanausbrüche, Kriege, ökologische Krisen und antizipierte Katastrophen in der Zukunft. Bei genauerer Betrachtung sind einige dieser Ereignisse auch »menschengemacht«, jedoch nicht in dem weiter oben beschriebenen Sinne. Die Phasen einer Traumatisierung werden zeitabhängig beschrieben, die Zeit *vor* der Traumatisierung, *während* und *danach*.

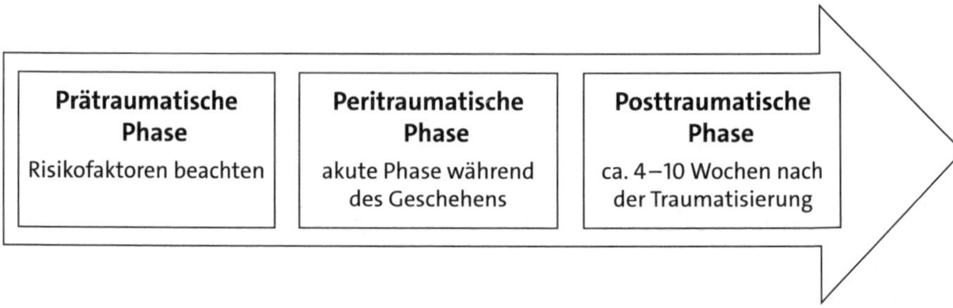

Abb. 5-1: Phasen der Traumatisierung

Bezüglich der **prätraumatischen Phase** sind Risikofaktoren, die die Entstehung von posttraumatischen Belastungssymptomen begünstigen, wie z. B. belastende Kindheitserfahrungen, zu beachten (ACE-Score, Wert der Adverse Childhood Experiences).

Die **peritraumatische Phase** beschreibt die Zeit während des Ereignisses. Diese Phase wird durch individuelle Bewältigungsmechanismen beeinflusst. In dieser akuten Phase kommt es zu einem massiven Stresserleben, einer Einengung der Wahrnehmung, ggf. einem tauben Gefühl, zu Derealisation (»Das ist alles unwirklich ...«) oder auch Depersonalisation (»Ich beobachtete mich selbst, war so außerhalb von mir ...«). Kognitive Fähigkeiten sind aufgrund des überaktiven limbischen Systems und des unteraktiven präfrontalen Kortex eingeschränkt (siehe Kapitel zur Psychoedukation).

In der Regel beginnt die **posttraumatische Phase** ca. vier bis zehn Wochen nach der Traumatisierung. Symptome können auch deutlich verzögert, etwa erst nach Monaten, auftreten. Zu beobachten sind eventuell eine reduzierte Alltagsstabilität, Konzentrationsprobleme, erhöhte Reizbarkeit, Schlafstörungen, Probleme in der Schule, bei der Arbeit oder in Beziehungen: »Es ist anders als vorher ... seit der Katastrophe sind die Symptome entstanden, seit der Katastrophe bin ich anders, seit der Katastrophe ist mein Leben anders.«

Ein traumatisches Erlebnis führt nicht zwangsläufig zu einer Traumafolgestörung, da das Gehirn über Selbstheilungskräfte verfügt. Es braucht Zeit, Zuwendung, Fürsorge und Achtsamkeit. Und: Sicher zu sein bedeutet nicht automatisch, sich sicher zu fühlen!

5.2 Prinzipien nach Stevan Hobfoll nach dem Erleben einer Katastrophe

Stevan Hobfoll et al. (2007) untersuchten Interventionen, die nach dem Erleben einer Katastrophe hilfreich und unterstützend sind. Fünf Interventionsprinzipien wurden identifiziert, die als Leitfaden für Interventions- und Präventionsmaßnahmen in der frühen bis zur mittleren Phase dienen sollten.

Prinzipien nach Stevan Hobfoll

- Sicherheit
- Beruhigen
- Selbstwirksamkeit stärken
- Verbundensein
- Hoffnung

Sicherheit – dies bedeutet, eine reale äußere Sicherheit herbeizuführen: an einen sicheren Ort gehen, sich schützen, Schutzräume aufsuchen. Die Befriedigung der Grundbedürfnisse, wie Kontakt, Ruhe, Essen, Trinken, Wärme, hat Vorrang. Äußere Sicherheit setzt das (Wieder-)Erlangen einer inneren Sicherheit voraus.

Beruhigen – denn nur im Zustand der Ruhe lassen sich Informationen verarbeiten; siehe hierzu die Informationen im Kapitel zur Psychoedukation, z. B. zum Toleranzfenster. Für Kleinkinder hat sich die *Huggy-Puppy-Intervention* als hilfreich bewährt. Diese Intervention verringert die stress- und traumabedingten Symptome von Kindern im Alter von etwa zwei bis sieben Jahren. Schlafstörungen, Ängste, Alpträume und auch die damit verbundenen somatischen Probleme werden reduziert. Eine genaue Anleitung finden Sie in den Publikationen von Kushnir und Sadeh (2012) und auf der Webseite der *Global Child EMDR Alliance*.

Selbstwirksamkeit stärken – Was kann ich tun, um meine Situation zu verbessern? Wer kann mich unterstützen? Habe ich die Fähigkeit und auch Überzeugung, etwas Positives zu bewirken, z. B. den Moment zu verbessern? Selbstwirksamkeit beschreibt das grundsätzliche Vertrauen eines Menschen in die eigenen Fähigkeiten, Herausforderungen zu bewältigen, gewünschte Ziele zu erreichen, und ist ein wesentlicher Aspekt der psychischen Gesundheit.

Verbundensein ist einer der wichtigsten Faktoren für Genesung und Resilienz. Soziale Verbundenheit und Unterstützung fördern die seelische und körperliche Gesundheit betroffener Menschen. Verbundensein geht mit dem Gefühl von Nähe, Austausch und Zugehörigkeit einher. Das Bedürfnis nach sozialer Verbundenheit ist eines unserer fundamentalen menschlichen Bedürfnisse und ist eng mit unserer psychischen und physischen Gesundheit verknüpft.

Hoffnung – Wer oder was kann Hoffnung vermitteln? Wie kann eine zuversichtliche Haltung entwickelt werden? Hoffnung ist ein tief verwurzeltes Gefühl, dass die Zukunft positive Wendungen nehmen wird, auch wenn die Gegenwart eher herausfordernd und ungewiss ist. Sie hilft Menschen, schwierige Zeiten zu bewältigen und weiterhin nach ihren Zielen zu streben. Hoffnung ist eng mit dem Glauben verbunden, dass Veränderungen möglich sind, und fungiert als »Mutmacher«: Lösungen für bestehende Probleme können gefunden oder erarbeitet werden, positive Ergebnisse können erreicht werden.

Nach der Flutkatastrophe in Rheinland-Pfalz und Nordrhein-Westfalen im Jahr 2021 wurden z. B. mit Jugendlichen an einer Schule Zukunftsprojekte diskutiert, mit der Frage: Wie wollen wir leben? Wie soll das Ahrtal in Zukunft aussehen? Der Verein *Youth4planet* (www.youth4planet.com) implementierte mit den Jugendlichen ein Storytelling-Projekt für nachhaltige Lösungen (Lempertz & Leutner, 2023).

Im Verlauf des Engagements in dem **Netzwerk Soforthilfe Psyche** (Lempertz & Leutner, 2023) wurde uns bei der Arbeit nochmals sehr bewusst, dass ein deutlicher Unterschied zwischen der Haltung, *ein Opfer oder eine Betroffene zu sein*, besteht.

Als Betroffene erkennt man seine eigenen Erfahrungen und Gefühle an, entwickelt Mitgefühl für sich. Es ist eine konstruktive Weise, die eigene Situation anzunehmen, zu versuchen, mit den Herausforderungen umzugehen und sich weiterzuentwickeln. Diese Sichtweise kann dazu beitragen, dass man sich stärker und selbstbestimmter fühlt, anstatt in der Rolle des Opfers zu verharren.

Es ist eine ermutigende Erinnerung daran, dass man seine eigene Haltung und sein eigenes Wohlbefinden stärken und auch um Hilfe bitten kann.

5.3 EMDR mit Gruppen

Wie weiter oben beschrieben, verfügt unser Gehirn über Selbstheilungskräfte. Unter Berücksichtigung von Hobfolls Prinzipien sollte in den ersten vier Wochen nach einem einschneidenden Erlebnis jedoch auf die Menschen besonders geachtet werden, die unter Intrusionen leiden, z. B. Benzin riechen, auch wenn es nichts zu riechen gibt, Hubschrauber hören, obwohl am Himmel alles ruhig ist, Staub auf sauberen Händen spüren, Wasser rauschen hören, obwohl alles still ist usw. Menschen mit anhaltenden Alpträumen, massiven Ängsten und Anspannungen benötigen zeitnahe Unterstützung zur Wiederherstellung einer basalen Alltagsstabilität mit Ruhephasen und dem Wiederaufbau eines Schlaf-Wach-Rhythmus.

Für frühe Interventionen – sowohl für die Betroffenen als auch die Helfenden – stehen verschiedene *Early-Intervention*-Protokolle zur Verfügung. Da nach Katastrophen häufig große Bevölkerungsgruppen betroffen sind, kommt Angeboten für Gruppen eine besondere Bedeutung zu. Gruppenbehandlungen können z. B. nach Umweltkatastrophen, Massenunfällen, Krieg, Flucht, Vertreibung, Amoklauf notwendig sein. Die Angebote zur Frühintervention sollten didaktisch an die jeweilige Zielgruppe – Kinder, Jugendliche, Erwachsene, Fachkräfte, andere Betroffene – angepasst werden. Die Umsetzung der Angebote sollte im Team, d. h. durch zwei Therapeutinnen, erfolgen, um einzelne, eventuell instabile Menschen auffangen zu können. Gruppenbehandlungen ermöglichen eine schnellere Behandlung von größeren Patientengruppen außerhalb einer Praxis. Häufig haben diese Angebote eine höhere Akzeptanz bei Eltern und beim Kind (»Ich bin das nicht alleine, es geht auch anderen so.«), was wiederum die Compliance erleichtert. Gruppenangebote geben den Betroffenen die Möglichkeit der gegenseitigen Unterstützung.

> Die Anwendung von EMDR-Gruppenprotokollen wird ausführlich in ein- bis zweitägigen Fortbildungen gelehrt, so dass an dieser Stelle nur ein Überblick über die gängigsten Protokolle gegeben werden kann.

EMDR-Gruppenprotokoll nach Tinker und Wilson (1999): Das EMDR-Gruppenprotokoll wurde von Sandra A. Wilson und Robert H. Tinker ausgearbeitet und erstmalig 1995 in einer Studie zur Effektivität von EMDR bei traumatisierten Menschen vorgestellt. Das Gruppenprotokoll wurde speziell für den Einsatz in Gruppen entworfen, um eine effiziente und effektive Behandlung von traumatisierten Personen in einer Gruppe zu ermöglichen. Es wurde in verschiedenen Situationen angewendet, darunter auch in Notfallinterventionen nach kritischen Vorfällen. Detaillierte Informationen und praktische Anleitungen zur Anwendung des EMDR-Gruppenprotokolls können aus urheberrechtlichen Gründen hier nicht aufgeführt werden; sie sind in dem Buch *EMDR mit Kindern* von Robert H. Tinker und Sandra A. Wilson zu finden (Tinker & Wilson, 2000).

Integrative Group Treatment Protocol (IGTP) nach Jarero et al. (2008): Das *EMDR Integrative Group Treatment Protocol* (EMDR-IGTP) wurde von der Association for Mental Health Support in Crisis (AMAMECRISIS) als Frühintervention nach dem Hurrikan Pauline ausgearbeitet; nach diesem Ereignis 1997 waren die Küsten von Oaxaca und Guerrero (Mexiko) verwüstet, der Wirbelsturm verursachte einen hohen Bedarf an psychologischer Unterstützung. Die Struktur der Sitzungen folgt einem festgelegten Ablauf wie Psychoedukation, Informationsvermittlung über das Vorgehen, Bearbeiten von Erinnerungen und gemeinsames Reflektieren. Den Betroffenen wird in der Situation von überwältigenden Geschehnissen trotz allem ein Gefühl von Sicherheit und Unterstützung vermittelt. Zielgruppe waren hier Schulkinder, Jugendliche und Erwachsene.

Group Traumatic Episode Protocol (G-TEP) nach Shapiro und Laub (2008): Das von Elan Shapiro und Burit Laub gestaltete *Group Traumatic Episode Protocol* ist ein frühes Interventionsprotokoll für die Gruppenanwendung. Zielgruppe sind Erwachsene oder Jugendliche, die von demselben traumatischen Ereignis betroffen sind. Die Intervention überprüft die verstörenden Erinnerungen an die Episode von der Zeit, in der das traumatische Ereignis geschah, bis zum gegenwärtigen Moment. Das G-TEP kombiniert bewährte therapeutische Ansätze und kreative Techniken, um den Menschen zu helfen, traumatische Erlebnisse zu integrieren, ihre emotionale Belastung zu verringern und die psychische Resilienz zu fördern.

Children's Traumatic Episode Protocol (C-GTEP) nach Gomez (2021) und Shapiro (2018): Das Protokoll ist für Kinder zwischen sechs und zwölf Jahren konzipiert worden. Die Anwendung ist verspielter und bunter. Ana Gomez nannte das Programm »Die Reise des Schmetterlings« als Analogie für Entwicklung, Wachstum und Neuorientierung. Dieser integrative Ansatz hat das Ziel, Kindern, die traumatische Erfahrungen gemacht haben, dabei zu helfen, belastende Erinnerungen zu verarbeiten und ihre emotionale sowie psychische Gesundheit zu stärken.

»Ben, der Bär« nach Lempertz et al. (2020): Die EMDR-basierte Gruppenbehandlung für posttraumatisch belastete Vorschulkinder mit Fluchterfahrungen im Kindergarten wurde als Reaktion auf die Flüchtlingskrise 2015/2016 in Deutschland entwickelt, um dem erhöhten Bedarf an psychologischer Unterstützung für Kindergartenkinder begegnen zu können. Die Behandlung erfolgte in vier Gruppen von zwei bis fünf Kindern in Sitzungen von 50 bis 60 Minuten, täglich, an fünf aufeinanderfolgenden Tagen. In einer 20-minütigen EMDR-basierten Intervention wurde den Kindern die Geschichte von »Ben, dem Bären« erzählt, aufbauend auf der EMDR-Methode des Geschichtenerzählens, wie es von Lovett (2007) beschrieben wird. Der Bär wurde als eine kulturübergreifende Figur mit positiven Konnotationen gewählt, um den Inhalt der Geschichte zu vermitteln und Gefühle zu beschreiben.

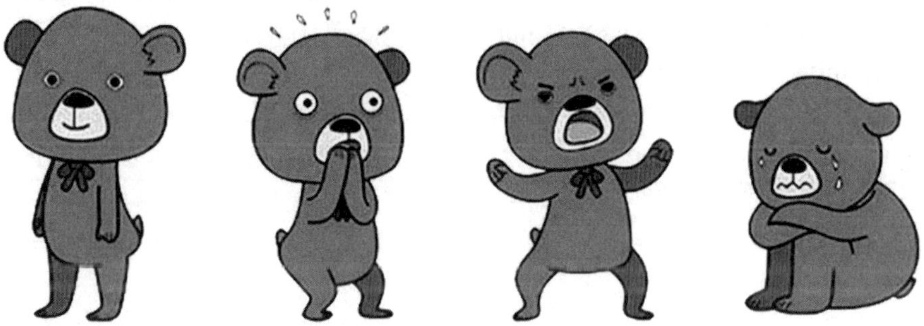

Abb. 5-2: »Ben, der Bär« zeigt Emotionen, © Christin Hoche

KAPITEL 6

Der Körper

Unser Körper ist unser Instrument, um in Kontakt mit anderen und unserer Umwelt zu treten. Wie eine Resonanz hinterlassen alle Erfahrungen über die Sinne einen Eindruck, der zu einem entsprechenden Ausdruck führen kann – sofern dieser nicht unterdrückt wird. Beispielsweise kann erlebte Freude im Körper gespürt, dann durch Sprache und Bewegung, wie z. B. »Hüpfen vor Freude«, der Umwelt und den Mitmenschen mitgeteilt werden. Ebenso kann sich Entsprechendes bei Trauer, Ärger oder Angst zeigen. Manchmal werden sowohl angenehme als auch unangenehme Gefühle unterdrückt, aus Sorge vor den vielleicht nicht erwünschten Reaktionen. Körpererfahrungen können über Berührung, Gehaltenwerden und Bewegung (außen und innen) erlebt werden. Diese Erfahrungen können positiv und erfreulich oder negativ, unangenehm oder schmerzhaft sein.

Fallbeispiel

Ein zehnjähriges Kind erzählte in der Therapiestunde, dass es gerne singen würde, sich zu Hause oder in der Schule jedoch nicht traue. Sicherlich würden alle lachen oder ihre Stimme nicht mögen. Und zudem könne sie auch nicht so gut Englisch, sie hätte jedoch eine Lieblingssängerin, und die singe nur auf Englisch. Auf meine Nachfrage, wie denn die Sängerin heiße, sagte sie *»Das ist Katy Perry, die hat so ein Lied, wo sie gegen einen Tiger singt …«*. Da mir das Lied *Roar* bekannt war, schlug ich dem Mädchen vor, dass wir das Lied in der Sitzung einmal hören und vielleicht sogar mitsingen könnten. Und das vielleicht auch mit verteilten Rollen: Sie als Katy und ich als der Tiger oder umgekehrt. Sie war einverstanden und wollte der Tiger sein, jedoch nur »so tun«, als würde sie brüllen. Ich forderte sie auf, sich wie ein starker, großer Tiger zu fühlen und sich vorzustellen, so laut zu brüllen, dass die Bäume vor dem Fenster wackeln würden, und diese kraftvolle Haltung mit dem vorgestellten Körpergefühl mit bilateraler Stimulation zu verstärken (*Butterfly-Hug*). Wir »performten« den Song und wechselten die Rollen, alles noch sehr leise und in Zimmerlautstärke, verbunden mit der Hausaufgabe, dass sie zu Hause, wenn keiner da wäre, das Lied einfach mitsingen solle … egal wie falsch oder richtig ihr Englisch sei. Ziel dieser Übung: Ausdruck statt Unterdrückung von Impulsen.

6.1 Der Körper als Geschichtenerzähler

Sie finden hierzu eine Übung als Audio-Download unter www.klett-cotta.de/lempertz-emdr-kinder.

Unser Körper wird je nach fachlicher Disziplin unterschiedlich definiert. In der Anatomie liegt der Fokus auf dem Aufbau, seiner Zusammensetzung und seinen Strukturen. Die Physiologie beschreibt zelluläre Abläufe in den Zellen, im Gewebe und den Organen. Philosophische Definitionen beziehen sich z. B. auf den Zusammenhang von Körper und Bewusstsein.

In der Psychotherapie gehört der Körper zu den **drei Geschichtenerzählern**, die unseren Klienten und uns Informationen über ihr Denken, Fühlen und Handeln geben:

Der Körper
Die Gefühle
Die Gedanken

Psychotherapie kann diesen Geschichtenerzählern Raum zum Ausdruck von eher negativ besetzten Gefühlen wie Ängsten, Scham, Schmerzerfahrungen, Traurigkeit geben – aber auch Raum für die eher positiven, angenehmen und gefühlsstimulierenden Sachverhalte wie Fröhlichkeit, Können, Fähigkeiten, schöne Erlebnisse, Stolz, Kraft, Energie, Mut etc.

Diese Gefühle können auf unterschiedlichen Wegen, über unterschiedliche Kanäle mitgeteilt werden: Was denkst du gerade? Welche Emotion ist jetzt da, im Vordergrund? Was spürst du im Körper? Schön ist es, wenn die drei Geschichtenerzähler zusammen an einem Tisch sitzen und ihr aktuelles Befinden miteinander teilen, ganz im Sinne von »Sharing is caring« ...

6.2 Körper als Ressource

Ressourcen sind positive Erinnerungsnetzwerke, die im Körper gespeichert und aktiviert werden können. In Supervisionssitzungen nutze ich häufig folgende Analogie: *»So wie in manchen Filmen Dämonen oder Vampire aufgespürt werden, können wir mit unseren Klienten in der EMDR-Therapie die (Schatz-)Suche nach Ressourcen beginnen.«*

Wir unterscheiden dabei, welche **fundamentalen Ressourcen** es bereits von Geburt an gibt (Abb. 6-1) und welche **Ressourcen** bereits **entwickelt** oder **erworben** wurden (Abb. 6-2).

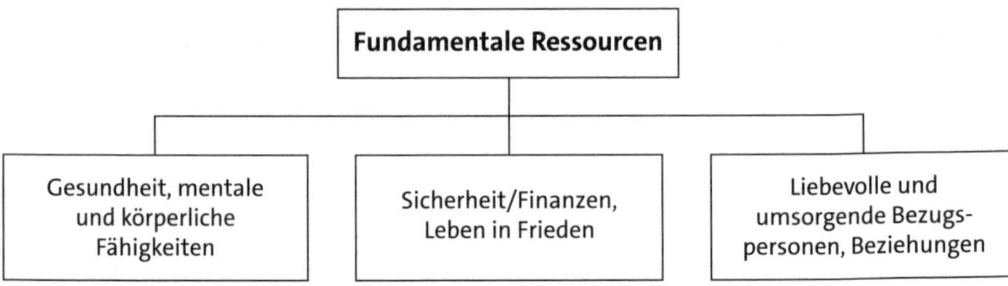
Fundamentale Ressourcen
Gesundheit, mentale und körperliche Fähigkeiten
Sicherheit/Finanzen, Leben in Frieden
Liebevolle und umsorgende Bezugspersonen, Beziehungen

Abb. 6-1: Fundamentale Ressourcen, © Lempertz, 2022

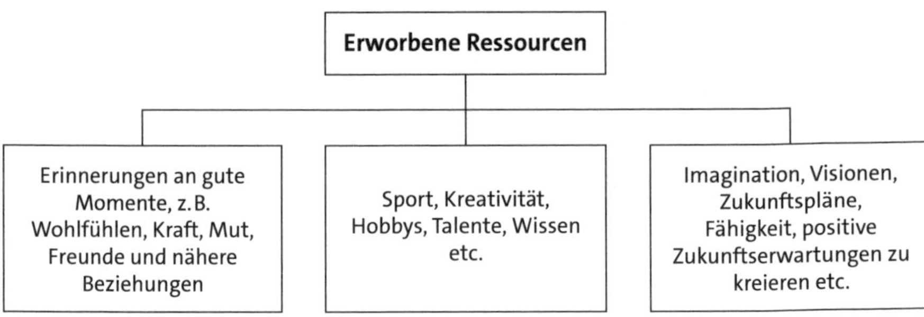

Abb. 6-2: Erworbene/entwickelte Ressourcen, © Lempertz, 2022

Ressourcen können in der Therapiesitzung entdeckt oder entwickelt und durch langsame bilaterale Stimulation (BLS) verstärkt werden. Um einen Transfer über die Situationen in der Praxis hinaus zu erreichen, können Kinder die Aufgabe bekommen, z.B. bis zur nächsten Sitzung alle positiven Momente, die sie im Alltag wahrgenommen haben, zu notieren und ggf. mit BLS zu intensivieren.

6.3 Körper als nicht-sprachlicher »Zeuge«

Solange wir leben, ist unser Körper mit und für uns da. Er fühlt, nimmt wahr, spürt emotionale oder körperliche Verletzungen, er reagiert und verarbeitet Eindrücke und Nahrung, die ihm zugeteilt oder auch vorenthalten werden. In der EMDR-Therapie ging man bisher davon aus, dass Erlebnisse, wie z. B. medizinische Traumatisierungen, interpersonelle Gewalterfahrungen, Unfälle mit körperlichen Verletzungen, im Alter von null bis drei Jahren vorwiegend als Körpergefühl gespeichert wurden, da sprachliche Kompetenzen noch nicht ausgereift sind.

Eine Studie von Yates et al. (2025) untersuchte bei Säuglingen und Kleinkindern in einem funktionellen Magnetresonanztomografen (fMRT), welche Hirnregionen bei gedanklichen Prozessen aktiv sind. Sie kamen zu dem Schluss, dass Erinnerungen schon ab dem ersten Lebensjahr im Hippocampus gespeichert werden und Kinder sich an diese Ereignisse erinnern können. Der Berücksichtigung frühkindlicher traumatischer Stresserfahrungen kommt durch diese Forschung eine besondere Aufmerksamkeit zu. Erinnerungen können sich – unbewusst – ein Leben lang negativ auswirken.

Dr. Kanwaljeet Sunny Anand, Professor für Kinderheilkunde, Anästhesie, Pharmakologie und Neurobiologie an der Universität von Arkansas, geht noch weiter in der Entwicklung des Menschen zurück und beschreibt Methoden, Schmerzempfinden von Neugeborenen zu messen (Anand & Hickey, 1987). Er leistete Pionierarbeit bei der Erforschung der endokrin-metabolischen Stressreaktionen von Säuglingen, die sich einer Operation unterziehen mussten. Säuglinge wurden bis in die 80er Jahre ohne Anästhesie operiert, da man davon ausging, sie würden aufgrund eines unreifen Nervensystems erst im Laufe ihrer ersten Lebensmonate empfindlich gegen Stiche und Schnitte sein und keinen Schmerz empfinden. Anand schaffte die erste wissenschaftliche Grundlage für die Schmerzwahrnehmung, die sich bereits im frühen Leben entwickelt.

Medizinische Behandlungen sind oft notwendig und lebensrettend, können aber auch mit Traumatisierungen verbunden sein – und so können sie zu posttraumatischem Stress führen. In der Praxis ist es oft erstaunlich, welche Resilienz ein Kind und sein Bezugssystem haben und dass Kinder selbst nach komplizierten, lebensbedrohlichen Eingriffen schnell wieder eine Alltagsstabilität erreichen – ganz im Sinne von: Alles verheilt, alles wird wieder gut.

Doch lässt sich dies nicht voraussagen, und es kann sein, dass ein Kind oder sein Bezugssystem Veränderungen nach medizinischen Prozeduren bemerken. Verwandte behandeln das Kind bzw. die Jugendliche vielleicht weiterhin als Patient: überbehütend, schonend, beschützend – sind in der »Traumazeit« steckengeblieben. Das Kind zeigt Entwicklungsrückschritte oder Entwicklungsstopps oder auch neue Verhaltensweisen, die »vorher nicht da waren«.

Gemäß dem AIP-Model sollte sich die Suche nach dem ›*stuck point*‹ nicht nur auf das Gehirn (Denken/Fühlen) beschränken, sondern auch auf den Körper beziehen. Wo steckt der »Schreck/Schmerz noch in den Knochen«? Welche Auslösereize (Trigger) führen zu welchen Körpersensationen? Trigger können Geräusche, Gerüche, Berührungen, Orte, Gegenstände sein, z. B. der Geruch von Desinfektionsmitteln oder auch kratzige Bettwäsche auf der Haut, die an die Krankenhausbettwäsche erinnert.

6.4 Fallbeispiel: »Ich habe Angst!«

Im nachfolgenden Fall werden die einzelnen Phasen der EMDR-Behandlung eines achtjährigen Kindes nach einem medizinischen Notfall beschrieben.

Phase 1

Die Eltern des achtjährigen Mädchens kamen gemeinsam mit ihrer Tochter zum Erstgespräch. Sie schilderten eine medizinische Notfallsituation nach einem allergisch bedingten – kaum zu bewältigenden – Asthmaanfall. Ihre Tochter habe eine Erdnussallergie, und alle achteten immer penibel darauf, Speisen ohne Erdnüsse zuzubereiten oder zu kaufen. Auf einer Klassenfeier habe sie ein Stück Käsekuchen gegessen, in dessen Boden (Mehl) wohl Spuren von Erdnüssen waren. Der Käsekuchen habe »normal« ausgesehen, und bisher habe ihre Tochter noch nie Probleme mit Käsekuchen gehabt. Ursache war wohl, dass in der Backform zuvor etwas mit Erdnüssen gebacken worden war und die Form nicht ausreichend gereinigt wurde. Das Mädchen bekam innerhalb weniger Sekunden eine Reizung der Atemwege, musste niesen und husten und entwickelte rasch einen anaphylaktischen Schock. Die Atemnot wurde trotz Inhalation eines Asthmasprays und des Einsatzes einer Notfallinjektion mit Kortison nicht besser. Sie hätten sofort den Notarzt gerufen, das Warten auf dessen Ankunft hätten sie kaum aushalten können. Alle seien sehr aufgeregt und panisch gewesen, sie hätten große Angst gehabt. Im Krankenhaus sei die medikamentöse Notfallbehandlung erfolgreich fortgesetzt worden, so dass das Mädchen am nächsten Tag entlassen werden konnte. Die Mutter habe die Nacht mit ihr im Krankenhaus verbracht.

Dieses Ereignis sei vor sechs Wochen gewesen, seitdem habe ihre Tochter Angst vor dem Essen, und es gebe nur noch wenige Speisen, die sie essen wolle und denen sie vertraue. Sie schlafe schlecht, würde nachts oft wach, habe Alpträume und rufe dann nach den Eltern. Sie vermeide Speisen und auch Aktivitäten, sie fühle sich außerhalb des häuslichen Umfelds nicht mehr sicher. Ihre Tochter sei darüber hinaus sehr um ihre Gesundheit besorgt und frage öfter, ob man etwas tun könne, *»um nie wieder krank zu werden«*. Die Eltern hätten dies zunächst als Phase abgetan und gehofft, dass durch ihre Beschwichtigungen und Beruhigungen alles wieder wie früher würde. Sie seien davon ausgegangen, dass die Zeit alle Wunden heile. Gleichzeitig hätten sie auch bei sich wahrgenommen, dass sie ängstlicher und angespannter seien.

Während der Schilderungen der Eltern hörte das Mädchen aufmerksam zu, wirkte verunsichert und ängstlich. Auf Nachfragen sagte das Kind, es habe Angst, dass dies immer wieder geschehen könne. Die Angst davor liege auf einem Angstthermometer von 0 bis 100 bei 100! Zudem äußerte sie, dass es eigentlich immer schlimmer würde, sie hätte abends Angst zu schlafen, da die Alpträume ja wiederkommen könnten. Die Inhalte der Alpträume wechselten, doch häufig sei ein Dinosaurier da, der einen fressen wolle. Gott sei Dank, würde sie immer wach, bevor der Dinosaurier zubeißen könne.

Nach der Schilderung der aktuellen Beschwerden und Sorgen wurde die derzeitige Lebenssituation des Kindes und seiner Familie erfragt: Alter und Tätigkeiten der Eltern, Schulsituation des Kindes, Wohnsituation der Familie, Geschwister, aktuelle oder frühere Erkrankungen usw.

Zum Ende des ersten Gesprächs fragte ich die Eltern nach ihrem Auftrag an mich: »Was soll hier erreicht werden? Was soll weniger werden? Was soll entstehen oder mehr werden?« Die Eltern formulierten ihren Wunsch, dass ihr Kind wieder ruhig schlafen könne, die Alpträume weggingen, die zunehmende Ängstlichkeit im Alltag wieder verschwinde, die Speisenauswahl sich wieder normalisiere und bei ihrem Kind wieder Gelassenheit und Zuversicht zu spüren seien. Es sei vielleicht auch gut, wenn sie als Eltern wieder ruhiger werden könnten; zudem erhofften sie, dazu Tipps zu bekommen. Aktuell stehe eine dreitägige Klassenfahrt in sechs Wochen bevor, die natürlich auch eine große Sorge und Unsicherheit auslösen würde.

Dem Kind wurde am Ende der ersten Sitzung die *Drei-Wünsche-Frage* gestellt: *»Stelle dir vor, du würdest eine gute Fee oder einen guten Zauberer treffen und sie würden dir anbieten, drei Wünsche zu äußern. Was würdest du dir wünschen? Egal was, alle Wünsche wären erlaubt und möglich?«*

Das Mädchen überlegte und fragte, ob es alle Wünsche jetzt sagen müsse oder einen Wunsch auch aufheben könne. Es wünschte sich ein Trampolin, dass die Alpträume weggingen und dass sie nie mehr einen Asthmaanfall bekommen würde.

Eigentlich würde sie sich gerne auch einen Wunsch aufheben, um ihn bei Gefahr einsetzen zu können, wenn z. B. bei der Klassenfahrt etwas sein sollte …

Zum Abschluss der Stunde wurden neue Termine vereinbart: zwei Termine für die Eltern, um die Anamnese und Traumaanamnese zu erstellen, und zur Vermittlung psychoedukativer Inhalte und zwei Termine für das Kind. Die Eltern wurden gebeten, bis zum nächsten Termin verschiedene Fragebögen auszufüllen: einen Fragebogen zu dem von ihnen beobachtbaren Stresslevel des Kindes und einen Fragebogen zum Ausschluss einer möglichen dissoziativen Symptomatik. Zudem wurden sie gebeten, einen Konsiliarbericht durch den zuständigen Pädiater ausfüllen zu lassen. Das Mädchen wurde gefragt, ob sie sich vorstellen könne, Termine auch alleine wahrzunehmen. Sollte ein Elternteil dabei sein oder im Wartezimmer warten oder vielleicht in der Zeit des Termins einen Spaziergang machen? Das Mädchen bat darum, dass jemand dann im Wartezimmer warten solle. Ihr wurden ein Fragebogen zur Einschätzung des aktuellen persönlichen posttraumatischen Stresslevels und die Bitte (»Hausaufgabe«) mitgegeben, ihre bisher fünf schönsten Erlebnisse aufzuschreiben – nicht als Aufsatz oder Beschreibung, nur den jeweiligen möglichen Titel oder die mögliche Überschrift des Erlebnisses. Hintergrund dieser Aufgabe war, den Fokus im Alltag wieder auf etwas Anderes und Positives zu lenken und dem Kind die Möglichkeit zu geben, sich mit dieser schönen, entspannten, freudvollen Seite zeigen zu können.

In diesem ersten Gespräch wurden der Familie sowohl das *Konzept des Toleranzfensters* als auch das AIP-Modell vorgestellt (siehe dazu Praxisteil) und der Bezug zu dem geschilderten Erlebnis erklärt.

Phase 2

Elterntermine

Inhalte der Elterngespräche waren:

- Anamnese des Kindes
- Traumanamnese
- Besprechung der Fragebögen, hier: Parent Report of Posttraumatic Symptoms (PROPS), Child Dissociative Checklist (CDC)
- Erhebung der eigenen Stressbelastung (Impact of Event Scale – IES-R) bezüglich des Erlebnisses des Kindes
- Alltagsstabilität?
- Positive Eltern-Kind-Bindung?
- Indikation/Kontraindikation für ein traumafokussiertes Vorgehen mit EMDR?

- Aufklärung zu EMDR und Einholung einer informierten Einverständniserklärung zum geplanten Vorgehen

Die Anamnese des Kindes und auch die Familienanamnese waren unauffällig, es konnte eine gute und vertrauensvolle Eltern-Kind-Bindung festgestellt werden. Bei der Auswertung der Fragebögen zeigten sich keine Hinweise auf eine dissoziative Symptomatik beim Kind. Der Wert des PROPS lag mit einem Rohwert von 12 unter dem Cut-off von 16 Punkten.

Auffälliger war hier die Stressbelastung der Eltern: Der Vater erzielte im IES-R einen Gesamtwert von 31, mit deutlich erhöhten Werten im Bereich der Vermeidung. Die Mutter erzielte einen Gesamtwert von 37, mit deutlichem Schwerpunkt in den Bereichen Intrusion und Hyperarousal.

Termine mit dem Kind

Zum Kennenlernen wurde in der ersten Sitzung die aktuelle Situation des Mädchens über die Besprechung ihres Tagesablaufs erfragt: *»Stelle dir vor, ich würde dich 24 Stunden mit einer Kamera begleiten. Diese Kamera würde sehen, was du tust, erlebst, welchen Menschen du begegnest usw. Wir nehmen exemplarisch dafür einen Schultag …«*. Zum Abschluss der Stunde spielten wir eine Runde Dart. Die Mutter war während des ersten Termins mit im Raum, da das Kind dies wünschte. Beim Verabschieden regte ich an, dass die Mutter sich zum nächsten Termin etwas zum Lesen mitbringen solle. Zu beobachten war zudem, dass das Mädchen einen kleinen Notfallkoffer mit Notfallmedikamenten mit sich trug.

Beim zweiten Termin mit dem Kind durfte die Mutter im Wartezimmer warten, jedoch mit geöffneter Tür. Die Mutter erinnerte das Kind an seinen Notfallkoffer, dass alles okay sei und sie ja ganz in der Nähe sein werde. Mit dem Kind wurde zunächst der *Child Report of Posttraumatic Symptoms* (CROPS) besprochen; auffällig waren hier die Bereiche Vermeidung und Hyperarousal. Der Gesamtwert von 16 lag jedoch unter dem Cut-off von 19 Punkten. Ein weiteres Thema in dieser Stunde war das Erstellen eines Ressourcenbilds (siehe dazu auch die entsprechende Übung im Praxisteil) und das Vorstellen und Anwenden der BLS mit Schmetterlingsumarmung beim Anschauen des Bildes.

Mit den Eltern und dem Mädchen wurden die Therapieziele entwickelt und die Therapieplanung vorgestellt. Die Familie war mit dem geplanten Vorgehen einverstanden, äußerte jedoch Bedenken wegen der Klassenfahrt: »Ob das klappt, wissen wir noch nicht …«.

Therapieziele

- Methoden zur Stressreduktion kennenlernen und ausprobieren
- Verarbeitung des Erlebten mit EMDR
- Angst reduzieren, Schlaf normalisieren
- Teilnahme an der Klassenfahrt

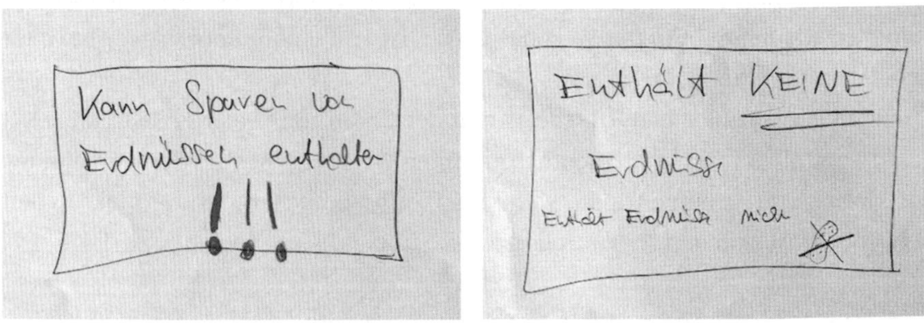

Abb. 6-3: Bild der Belastung und Bild der Entlastung, © Lempertz, 2024

Kind (3. Stunde)

In der dritten Stunde erstellten wir eine Belastungs- und Ressourcenlandkarte, dazu wurden auch die Ereignisse, die das Mädchen als »Hausaufgabe« notieren sollte, miteinbezogen:

»Heute möchte ich mit dir einmal schauen, was du bisher an schönen und unangenehmen Dingen erlebt hast. Du hast ja dazu schon einiges notiert, doch wir fangen erst mit den belastenden Dingen an – dann können wir mit den schönen aufhören.«

Unangenehme oder belastende Ereignisse/Erfahrungen

- Verregneter Urlaub, »Wir konnten gar nichts unternehmen, das war doof«, SUD 0
- Beim Reiten vom Pferd gefallen, SUD 1, »Ich habe immer noch Angst vor dem großen Pferd im Reitstall.«
- Vergangener Asthmaanfall, SUD 9, »Eigentlich ist der ja schon vorbei, es ist aber immer noch schlimm!«
- Ein Kind hat in der Schule gesagt, auf meinem Tisch seien Erdnüsse, SUD 2, »Da hatte ich Angst, und ich finde das gemein!«
- Angst vor dem Impfen, SUD 3, »Die Nadel könnte so tief reingehen.«
- Angst vor der Klassenfahrt, SUD 4, »Es könnte ja wieder passieren.«

Schöne Erlebnisse

- Naturwanderung zum Thema Schnecken, »Ich habe sie sogar angefasst!«
- Einschulung, »Hatte eine tolle Schultüte mit Geschenken.«

- Freundin war zur Übernachtung da, »Wir haben abends eine Party gemacht.«
- Bronze-Schwimmabzeichen geschafft, »Meine Oma war mit mir Eis essen, um das zu feiern.«

Nach dem Erstellen der Landkarte wurde die Übung *Mein Wohlfühlort* (Übung 6) durchgeführt, das angenehme Körpergefühl, das mit dem Wohlfühlort verbunden war, wurde mit der Schmetterlingsumarmung (BLS) verstärkt (siehe Anleitung im Kapitel zur Selbstfürsorge für Therapeutinnen). Das Mädchen beschrieb ihren Wohlfühlort beim Reiten: Es gebe da ein braunes Pferd, das heiße Toni und sei so ruhig, und sie werde gerne auf dem Pferd an der Longe geführt. Toni schaukele so beim Gehen, dass man dabei ganz müde werde. Es sei sehr lieb, schnaube ab und zu ein bisschen ... es sei einfach schön, auf diesem Pferd zu sitzen. Bei der Vorstellung spüre sie lockere Schultern und Freude im Kopf.

Phase 3

Kind (4. Stunde)

Th.: *»Wir haben ja in der letzten Stunde über schöne und unangenehme Situationen oder Erlebnisse gesprochen. Und da habe ich dir die Methode EMDR vorgestellt, die unserem Gehirn hilft, Erlebnisse gut zu verarbeiten, so dass sie uns nicht mehr stören oder belasten. Wir haben ja besprochen, dass wir heute eine EMDR-Stunde haben. Und dann hast du mir vergangene Woche noch von deinem Wohlfühlort erzählt. Weißt du noch, was du da gesagt hast ...?«*

Ki.: *»Ja, da habe ich doch von Toni erzählt!«*

Th.: *»Genau, wenn du jetzt nochmal an Toni denkst, was ist das Schönste beim Reiten? Was spürst du bei der Vorstellung ...?«*

Ki.: *»Dass der Toni so langsam und schaukelnd geht, der ist so ruhig und mein Lieblingspferd! Ich bin immer froh, wenn ich auf dem beim Reitunterricht reiten darf.«*

Th.: *»Ja, das ist wirklich schön .... Jetzt wollen wir schauen, ob wir eine Sorge oder Angst, von der du letztens erzählt hast, etwas kleiner machen können, so zu sagen schrumpfen ... Du hattest ja einige Dinge aufgezählt. Was stört dich davon im Moment am meisten? Soll ich dir die Dinge nochmals vorlesen?«*

Ki.: *»Ich weiß das noch, am doofsten finde ich das mit dem Asthmaanfall. Ich würde auch gerne auf die Klassenfahrt fahren, habe aber zu viel Angst und weiß nicht, was ich machen soll ...«.*

Th.: *»Bist du einverstanden, dass wir uns heute mit dem Asthmaanfall beschäftigen und in einer nächsten Stunde mit deinen Sorgen wegen der Klassenfahrt? Und wir schauen, ob sich da etwas verändern kann?«*

Ki.: *»Ja, wenn das geht ...«.*

Th.: *»Wenn du jetzt an das Ereignis, den Asthmaanfall, denkst – was ist da für dich das Schlimmste? Stelle dir vor, wir hätten über diese Zeit einen Film gedreht und würden den Film an der schlimmsten Stelle anhalten.«*

Ki.: *»Als ich am Tisch stand, keine Luft bekam und meine Eltern so aufgeregt waren! Und dass der Hals so eng war, das war schlimm.«*

Th.: *»Wenn du dir dieses* **Bild** *jetzt kurz vorstellst, welcher* **negative Satz** *würde dazu passen? ... Ein Satz, der mit Ich beginnt und etwas über dich sagt, was zu der Situation passen würde ...«.*

Ki.: *»Ich kann nichts tun, ich möchte nach Hause ...«.*

Th.: *»Ja, das kann ich verstehen. Würde der Satz ›Ich bin hilflos‹ auch passen? Das, was du beschreibst, klingt so, als wäre man da ganz hilflos ...?«*

Ki.: *»Ja, der passt.«*

Th.: *»Wenn du dir die Situation vorstellst – was würdest du lieber denken als ›Ich bin hilflos‹? Wie wäre dein Wunschsatz? Was wäre ein positiver, guter Satz?«*

KI.: *»Das weiß ich nicht, das verstehe ich nicht ...«.*

Th.: *»Ja, das klingt manchmal etwas verwirrend. Es geht darum, wie man lieber denken würde: statt ›Ich bin hilflos« – was wäre dein Wunschsatz ...? Soll ich dir einige Beispiele nennen, und du schaust, was für dich passt?«*

Ki.: *»Ja, das wäre gut.«*

Th.: *»Wie wäre zum Beispiel: ›Ich bin sicher‹ oder ›Es ist vorbei‹?«*

Ki.: *»Ich weiß ja, dass es vorbei ist, möchte trotzdem diesen Satz nehmen: ›Es ist vorbei‹.«*

Th.: *»Ja, ein Teil deines Gehirns weiß schon, dass es vorbei ist – doch ein Bereich fühlt das noch nicht ... so wie ich dir das letztens an einem Gehirnbild erklärt habe. Nun soll diese Information überall in deinem Körper ankommen. Wie sehr stimmt dieser positive Satz jetzt für dich? Auf einer* **Skala von 1 bis 7***, wenn 7 ›stimmt total‹ und 1 ›stimmt gar nicht‹ bedeutet?«* Die Fragen dienen dazu, die **VOC** zu ermitteln.

Unterstützend zur Beschreibung wurde der entsprechende Handabstand gezeigt. Kurzer Abstand zwischen den Händen bedeutet ›stimmt nicht‹, großer Abstand bedeutet ›stimmt total‹.

Ki.: *»Ich weiß ja, dass es stimmt, doch es ist im Moment so ungefähr eine 4.«*

Th.: *»Okay. Und wenn du jetzt das Bild mit dem negativen Satz ›Ich bin hilflos‹ verbindest, so als würdest du den Satz über das Bild schieben – welches Gefühl taucht dann bei dir auf?«*

Ki.: *»Das ist ja nicht schön ...«*

Th.: *»Ja, das glaube ich. Welches* **Gefühl** *ist jetzt spürbar, vielleicht ganz klein irgendwo ... so etwas wie Aufregung oder Angst oder Ärger ...?«*

Ki.: »Eher etwas Angst, ein bisschen aber nur ...«

Th.: *»Wenn du jetzt das* **Bild** *mit dem* **negativen Satz** *und der* **Angst** *verbindest, was und wo spürst du dabei in deinem* **Körper***?«*

Ki.: *»Ich habe Herzklopfen, und mein Hals fühlt sich ein bisschen komisch an ...«*

Th.: *»Wie belastend oder unangenehm ist das jetzt für dich, auf einer Skala von 0 bis 10, wobei 10 die größte Belastung und 0 keine Belastung bedeutet?«*

Ki.: »Jetzt, so eine 7 ...«.

Phase 4

Th.: *»Okay, das hast du prima gemacht. Bevor wir weitermachen, nochmals eine kleine Erinnerung: Immer dann, wenn du eine Pause brauchst, eine neue Idee hast oder dir etwas zu viel ist, sagst du ›Stopp‹ und hebst die Hand, okay?«* (Stopp-Zeichen zeigen)

»Nun bitte ich dich, nochmal alles zusammenzupacken: Stelle dir das Bild der belastenden Situation vor, mit dem negativen Satz ›Ich bin hilflos‹, spüre ein bisschen die Angst und das Herzklopfen, den Hals ... hast du alles zusammen? Dann folge nun mit deinen Augen meinen Fingern. Halte den Kopf ganz ruhig und folge mit deinen Augen meinen Fingern ...«.

Durchführung eines Sets von ca. 20 **ABW**

Th.: *»So, prima, was ist jetzt da? Was ist jetzt gerade?«*

Ki.: *»Ich weiß nicht ... ich will eigentlich nicht so viel daran denken ...«.*

Th.: *»Ja, das verstehe ich, denke bitte nur kurz daran und lasse das Bild einfach weiterziehen – als ob du in einem Zug sitzen würdest und durch eine Landschaft fahren würdest. Okay?«*

Ki.: *»Okay, ich versuche es.«*

Th.: *»Denke nochmal an das Bild und an das, was wir besprochen haben ... und folge mit deinen Augen meinen Fingern. Lass einfach alles auftauchen und wieder weiterziehen.«*

Durchführung eines Sets von ca. 24 **ABW**

Ki.: *»Ich denke gerade an meine Eltern, wie die geschaut haben ...«.*

Th.: *»Okay, bleibe dabei und schaue, wie es weitergeht.«*

Durchführung eines Sets von ca. 24 **ABW**

Th.: *»Und kurze Pause, was ist jetzt?«*

Ki.: *»Ich war so aufgeregt, dass ich mein Spray nicht richtig gehalten hatte. Das muss man ja vorher auch schütteln ...«.*

Th.: *»Bleibe dabei, das machst du gut ...«* ca. 24 **ABW**

Ki.: *»Ich habe die Spritze gar nicht gespürt, ich glaube, sie haben die Nadel durch meine Hose gepiekst ...?!?«*

Th.: *»Ja, es musste wohl schnell gehen. Bleibe dabei.«* **ABW**

Ki.: *»Jetzt ist der Krankenwagen da. Die Ärztin gibt mir die Infusion, ich liege im Krankenwagen. Mama sitzt dabei. Papa ist bei meiner Schwester.«*

Th.: *»Bleibe dabei, nimm wahr, was kommt, lasse es weiterziehen, du machst das prima.«* **ABW**

Ki.: *»Im Krankenhaus ist es besser, ich bin in einem Zimmer mit einem Kind, das einen Verband am Bein hat.«*

Das Kind hat Mühe, den Fingern zu folgen, so dass auf **Tapping** umgestellt wird. Die Technik ist dem Kind schon in einer früheren Sitzung vorgestellt worden und ist ihm daher bekannt.

Th.: *»Ich merke, dass deine Augen etwas müde werden. Wir machen nun mit dem Tapping weiter, okay? Lege beide Hände hier auf den Tisch, denke an das, was jetzt da ist, und nimm wahr, was auftaucht ...«* **Sanftes Tapping auf die Handrücken, ca. 40-mal**

Ki.: *»Mir geht's wieder gut, und ich will nach Hause, doch die Ärzte und Mama sagen, ich soll noch eine Nacht im Krankenhaus bleiben.«*

Th.: *»Das kann ich gut verstehen, einerseits will man nach Hause, andererseits ist es vielleicht auch richtig, noch ein paar Stunden beobachtet zu werden. Bleibe dabei.«* **Tapping (ca. 40-mal)**

Ki.: *»Wir sind wieder zu Hause, und meine Eltern sagen, dass ich noch zwei Tage zu Hause bleiben, d. h. nicht in die Schule gehen soll.«*

Th.: *»Gut, wir machen noch eine Runde, bleibe dabei ...«* **Tapping (ca. 40-mal)**.

Ki.: *»Jetzt fällt mir nichts mehr ein ...«*.

Th.: *»Prima, bleibe nochmal bei dem Nichts und nimm wahr, was kommt ...«* **Tapping (ca. 40-mal)**

Ki.: *»In der Schule fragten alle, wie es in einem Krankenwagen war. Sonst fällt mir nichts mehr ein, ich bin müde.«* (Kind legt die Beine hoch aufs Sofa, gähnt)

Th.: *»Das hast du prima gemacht. Gehe bitte nochmal kurz zum Ausgangsereignis, dahin, wo wir begonnen haben ... was ist da, wenn du da nochmal daran denkst?«*

Ki.: *»Das war nicht schön, doch die Ärztin im Krankenwagen war nett, sie hat mir einen Aufkleber geschenkt.«*

Th.: *»Schön, bleibe dabei, und wir machen noch eine Runde mit dem Tapping.«* **Tapping (ca. 40-mal)**

Ki.: *»Mir ist gerade eingefallen, dass Toni heute neue Hufe bekommt. Das ist immer so spannend.«*

Th.: *»Ja, das glaube ich. Gehe bitte noch einmal zurück zum Ausgangsereignis. Was ist da? Was ist da, wenn du nochmal daran denkst?«*

Ki.: *»Ich kann das gar nicht mehr so sehen, es ist irgendwie weg oder so ...«.*

Th.: *»Wie belastend auf einer Skala von 0 bis 10 ist das jetzt noch für dich? Wenn 10 maximale Belastung und 0 keine Belastung bedeutet?«*

Ki.: *»Das ist jetzt gut so, das ist eine 0.«*

Phase 5

Th.: *»Wir haben eben auch über deinen Wunschsatz gesprochen, der war ja ›Es ist vorbei‹. Ist das noch der richtige, gute Satz für dich?«*

Ki.: *»Ja, der ist gut.«*

Th.: *»Wenn du jetzt die Reste der Erinnerung und den Satz ›Es ist vorbei‹ denkst, diese beiden Sachen, die Reste und diesen Satz übereinanderlegst. Wie sehr stimmt dieser Satz von 1 bis 7, wenn 1 ›stimmt gar nicht‹ und 7 ›stimmt ganz‹ bedeutet?«*

Ki.: *»Der stimmt jetzt richtig, der ist gut, so bei einer 6. Es ist ja wirklich schon einige Wochen her, das war ja im Herbst. Ich wünsche nur, dass das nie mehr passiert.«*

TH.: *»Okay, bleibe nochmal bei dem Satz: ›Ich wünsche mir, dass das nie mehr geschieht.‹«* **Tapping (ca. 40-mal)**

Ki.: *»Es wurde ja dann auch wieder besser ... und normalerweise weiß man ja, wo Erdnüsse drin sind!«*

Th.: *»Ja, das stimmt, bleibe dabei ...«.* **Tapping (ca. 40-mal)**

Ki.: *»Nichts, dachte gerade wieder an Toni und den Hufschmied.«*

Th.: *»Wenn du jetzt nochmal die Reste der Erinnerung und den Satz ›Es ist vorbei‹ denkst, diese beiden Sachen, die Reste und diesen Satz übereinanderlegst. Wie sehr stimmt dieser Satz von 1 bis 7, wenn 1 ›stimmt gar nicht‹ und 7 ›stimmt ganz‹ bedeutet?«*

Ki.: *»Der stimmt jetzt ganz. Wir haben ja jetzt Sommer!«*

Th.: *»Bleibe bitte nochmal bei den Resten der Erinnerung und dem positiven Satz ... Schaue mal, wo du den positiven Satz im Körper spüren kannst?«*

Ki.: *»Im Bauch, es ist so warm.«* **Tapping (ca. 20-mal)**

Th.: *»Was ist jetzt? Noch eine neue Beobachtung oder Idee oder alles okay?«*

Ki.: *»Alles gut.«*

Phase 6

Th.: *»Dann machen wir jetzt noch den* ***Körpertest****, bzw. du machst den Test: Schließe kurz die Augen oder schaue auf einen Punkt vor dir auf den Boden. Denke an die Reste der Erinnerung, den positiven Satz und wandere mit deiner Aufmerksamkeit* *einmal durch den Körper. Als würdest du mit einer Lupe deinen Körper entdecken. Und schaue, was du im Körper spürst …«.*

Ki.: *»Da war ein Gluckern im Bauch, lustig, als wollte der Bauch antworten, sonst nichts.«*

Phase 7

Th.: *»Das hast du wirklich prima gemacht!! Komm, wir strecken uns jetzt mal, vielleicht musst du auch gähnen, alles okay. Jetzt sage ich dir noch etwas ganz Wichtiges: Nach solch einer Sitzung kann es sein, dass das Gehirn noch ein bisschen weiterarbeitet und wir das meist gar nicht merken. Es könnte auch sein, dass dir in den nächsten ein bis zwei Tagen noch irgendetwas zu dem Thema einfällt oder du vielleicht auch etwas träumst. Bitte notiere dir alles, und wir besprechen es dann nächste Woche. So, und was spielen wir jetzt? Wir haben noch ein wenig Zeit.«*

Phase 8

Eine Woche später erfolgte der Kontrolltermin mit dem Kind. Auf Nachfragen gab das Kind an, von dem Aufkleber der Ärztin geträumt zu haben. Sonst sei alles normal gewesen, nichts Besonderes. Das Ereignis sei nicht mehr so doof, auf einer SUD-Skala von 0 bis 10 sei es weiterhin eine 0.

Zusätzliche Beobachtung

Das Kind löste sich direkt von der Mutter, sagte ihr, sie könne ruhig in der Zeit des Termins einkaufen gehen. Die Mutter gab dem Kind eine Wasserflasche, wies auf den Notfallkoffer hin und sagte, sie habe ihr Handy dabei – falls etwas wäre …

Elterntermin nach der EMDR-Sitzung des Kindes

Zeitnah zur EMDR-Sitzung des Kindes wurde ein gesonderter Elterntermin vereinbart. Die Eltern berichteten, dass alles ruhig gewesen sei. Ihnen sei allerdings aufgefallen, dass ihre Tochter überlege, welches Kuscheltier sie mit auf die Klassenfahrt nehmen wolle, wenn sie mitfahre … → **Hinweis auf eine beginnende Neuorientierung**

Weitere Themen der Sitzung waren die Belastung der Eltern und Überlegungen, was sie zur Stabilisierung brauchen könnten.

Es wurden die jeweiligen Trigger im Alltag identifiziert sowie Reorientierungsübungen dazu vorgestellt. Die Eltern gaben an, sich gedanklich mit der Klassenfahrt anzufreunden, würden schon Infolisten sowohl für die begleitenden Lehrkräfte als auch den Koch der Jugendherberge erstellen. Sie wollten auch eine Smart-Watch kaufen, so dass sie das Befinden der Tochter während der drei Tage überprüfen könnten und ihr Kind sich immer melden könne, wenn etwas wäre ...

Wir besprachen den Satz *»Wenn etwas wäre?«*, und ich erkundigte mich nach dem Inhalt dieses Satzes: Welche Befürchtungen haben sie? Was könnte sein?

- Unsere Tochter hat vielleicht Heimweh.
- Sie hat vielleicht nachts Angst.
- Im Essen könnten Erdnüsse sein.
- Die Lehrkräfte wären vielleicht nicht aufmerksam genug.
- Andere Kinder könnten vielleicht aus Spaß im Beisein der Tochter Erdnüsse essen.

Für jede Befürchtung wurde eine mögliche, zunächst *theoretische Lösung* überlegt. Zudem wurden die Eltern gebeten, ihre aktuelle persönliche negative Kognition zu benennen (**Wer leidet noch?**). Die NK des Vaters lautete »Ich kann gar nichts tun«, die NK der Mutter »Ich kann es nicht aushalten«.

Bezüglich ihres Kindes berichteten sie am Ende der Stunde noch, dass es seit einer Woche durchschlafe und keine Alpträume mehr gehabt habe (**Beruhigung statt Hyperarousal**).

Zusammenfassung des ersten Behandlungsabschnitts

Es konnte eine erfolgreiche Bearbeitung des belastenden Ereignisses erzielt werden.

Zu den oben erwähnten theoretischen Lösungen wurde eine persönliche Ressourcenfindung angeregt: Wer oder was kann sie beruhigen? Welche Person ist für sie unterstützend? Welche Tätigkeit lenkt sie ab? Wie können sie sich entspannen?

Für den Alltag wurde angeregt, den Notfallkoffer der Tochter in einen normalen Rucksack zu packen, um das permanente »Wachsam- und im Notfall-Modus-Sein« auch visuell zu beenden.

Fortsetzung der Behandlung

In einem späteren Termin wurde mit dem Kind eine weitere EMDR-Sitzung durchgeführt, in der wir den Fokus auf die Sorge vor der Klassenfahrt legten. Da es sich hier um ein Thema aus der Zukunft handelte, wurde das Vorgehen der *Zukunftsprojektion* gewählt. Die Belastung der Klassenfahrt war für das Mädchen durch die Behandlung des Ausgangsereignisses gesunken, von SUD 4 auf SUD 2, aber dennoch deutlich spürbar.

Bei der Zukunftsprojektion wird ebenfalls das klassische EMDR-Ablaufschema angewandt, das Bild (Target) stammt hier nicht aus der Vergangenheit, sondern stellt eine zukünftige, erwartete belastende oder angstmachende Situation dar. Die bestehende Belastung resultiert allerdings aus einem vergangenen Ereignis.

Das Kind konnte auch diese Sorge verarbeiten und integrieren und nahm schließlich an der Klassenfahrt teil. Mit den Eltern wurde besprochen, dass sie die SmartWatch nach der Klassenfahrt wieder an sich nehmen, um auch hier das Leben wieder auf »back to normal« zu drehen.

Nach der positiven Erfahrung aus den vergangenen Stunden fragte ich das Mädchen, wie es mit ihrer Spritzenangst sei. Ki.: *»Die ist noch da, doch ich muss ja nicht so oft geimpft werden ... wie oft muss man eigentlich geimpft werden?«* Wir überlegten, auch diese Angst zu schrumpfen, und nutzten eine weitere Sitzung für eine Zukunftsprojektion zur Spritzenangst. Die NK war hier: *»Ich kann das nicht aushalten«*, die PK war: *»Ich kann damit umgehen lernen.«* Auch diese Angst konnte aufgelöst und zu einer *normalen Anspannung* vor Injektionen und einem Schlussbild mit einem Kind abgemildert werden, das sagt: »Es hat überhaupt nicht wehgetan, ich habe mich mit einem Handyspiel abgelenkt.«

Es fanden insgesamt zehn Termine statt: ein Familiengespräch zu Beginn der Behandlung, drei Elterngespräche (zu Beginn, vor der Klassenfahrt und am Ende der Behandlung) und sechs Termine mit dem Kind.

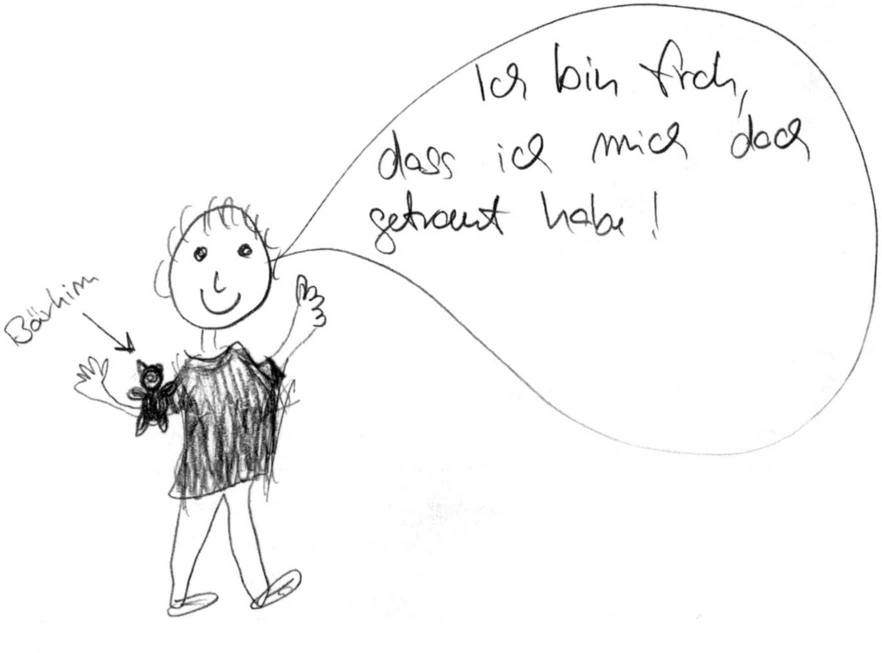

Abb. 6-4: Bild des Kindes zum Thema »Angst vor der Klassenfahrt«, © Lempertz, 2024

Eltern und Kind wissen, dass eine solche Situation eventuell nochmals auftreten kann und es gut ist, vorbereitet zu sein. Ein Zustand der permanenten Wachsamkeit wäre jedoch dysfunktional und würde das Aufwachsen des Kindes, dessen Entwicklung und Lebensfreude beeinträchtigen. Und dies gilt natürlich auch für die Eltern.

KAPITEL 7

Evaluation der EMDR-Behandlung

Evaluation bedeutet im Kontext einer EMDR-Behandlung, eine Rückschau auf die bisherige Therapie und den Behandlungsverlauf zu halten. Welche Symptome waren zu Beginn zu beobachten? Welche Belastungen wurden von dem Kind oder Jugendlichen beschrieben? Welche wurden vom Bezugssystem beschrieben? Welcher Auftrag wurde zu Beginn formuliert, und woran merken das Kind, die Familie oder auch das weitere Bezugssystem, dass dieser Auftrag »erfüllt« wurde?

7.1 Alltagsstabilität erreicht?

Die Alltagsstabilität ist ein gutes »Messinstrument«, den bisherigen Behandlungsverlauf zu reflektieren. Alltagsstabilität beschreibt die Fähigkeit, mit den Belastungen und Anforderungen des Alltags meist gut umgehen zu können. Im Rahmen der Evaluation des Behandlungserfolgs können unter Umständen positive Veränderungen in den wichtigen Bereichen beobachtet werden. Auch hier kann die sogenannte *AIP-Brille* aufgesetzt werden: Gibt es Bereiche, in denen die Entwicklung steckenblieb? Besteht ein Zusammenhang zwischen einem möglichen Traumaerleben? Eine Überprüfung der Alltagsstabilität zu Beginn und am Ende der Behandlung kann die gewünschte Überwindung des *stuck point* belegen oder eine Integration des Erlebten und eine beginnende Neuorientierung anzeigen. Wie war es vorher? Wie ist es jetzt? Verbunden mit speziellen Fragen, lässt sich die Alltagsstabilität in folgenden Bereichen ermitteln.

Ernährung und Essverhalten

Wie gestalten sich die Ernährung und das Essverhalten? Gibt es regelmäßige Essenszeiten? Ist die Ernährung nährstoffreich und ausgewogen? Werden Mahlzeiten in der Familie gemeinsam eingenommen? Falls es keine gemeinsamen Mahlzeiten gibt – was ist der Grund dafür? Werden gemeinsame Mahlzeiten absichtlich vermieden? Welches Modell stellen die Eltern dar? Wie ist die Atmosphäre bei Tisch: entspannt, munter, locker oder eher »inquisitorisch und bewertend«? Wer schaut wen an? Wie ist die Sitzordnung?

Anhaltender Stress hat neuro-psycho-biologische Auswirkungen auf Kinder und Jugendliche und stellt einen entwicklungsbedingten Risikofaktor für eine erhöhte körperliche und geistige Morbidität im späteren Leben dar (Agorastos et al., 2018). Dies bedeutet im Umkehrschluss, dass gerade posttraumatisch belastete Kinder von einer gesunden und abwechslungsreichen Ernährung profitieren könnten. John Crayon, ein irischer Experte für den Zusammenhang zwischen Mikrobiom, Gehirn und Psyche, lehrt am University College Cork in Irland. Auf einem Kongress fragte ich ihn, wie denn wirklich arme, finanziell nicht gut ausgestattete Menschen, Familien und Kinder, die kein Geld für »Biokost« oder Probiotika hätten, etwas Gutes für ihr Mikrobiom tun könnten. Denn gerade Kinder aus deprivierten Familien erleben häufig schon von Geburt an psychologischen Stress. Er meinte, dass wir in Deutschland mit unserer fermentierten Kost, wie z. B. Sauerkraut oder eingelegten Gurken (ja, welches Kind mag schon eingelegte Gurken?), ganz gut aufgestellt seien, und empfahl neben den fermentierten Speisen kostengünstige Nahrungsmittel wie Müsli und Joghurt.

> Es geht an dieser Stelle nicht um Ernährungsberatung oder eine komplette Ernährungsumstellung, sondern um das ganzheitliche Verbessern von Entwicklungsbedingungen und um die Förderung der Gesundheit und Stresstoleranz – auf allen Ebenen.

Schlaf

Werden Ein- oder Durchschlafschwierigkeiten beschrieben? Seit wann? Gibt es einen regelmäßigen Schlafrhythmus? Falls nicht, was ist der subjektive und was der objektive Grund? Wo schläft das Kind? Schläft das Kind eher zu wenig oder zu viel? Bestehen Schlafstörungen? Seit wann? Liegt ein Zusammenhang mit einem bestimmten Ereignis vor? Sind die Schlafstörungen Ausdruck eines eventuell bestehenden Hyperarousals? Gibt es körperliche Gründe für mögliche Schlafstörungen, z. B. eine Schlafapnoe? Berichtet das Kind von gelegentlichen oder immer wiederkehrenden Albträumen? Ist Schlafwandeln oder ein »Nachtschreck« zu beobachten?

Chronischer Schlafmangel kann zu Gereiztheit, Konzentrationsstörungen, »innerer« und motorischer Unruhe, erhöhter Infektanfälligkeit und allgemeiner Erschöpfung führen. Mögliche Auswirkungen können dann Lernprobleme und Schulschwierigkeiten sein.

Selbstfürsorge

Kann das Kind sich altersentsprechend selbst pflegen: Waschen, Körperpflege, Zähneputzen, Kämmen, Ankleiden? Wie ist die Umgebung des Kindes, sein Zimmer gestaltet? Aufgeräumt, sauber? Hat das Kind bzw. die Jugendliche ein eigenes Zimmer? Wer innerhalb des Bezugssystems dient als positives oder auch negatives Rollenmodell?

Mögliche Fragen könnten sein: *Bin ich es wert, gepflegt zu werden? Bin ich es wert, gut auf mich zu achten und liebevoll mit mir umzugehen?* Falls ein Kind eine positive Zuwendung noch nie erlebt hat, könnte im Rahmen der psychotherapeutischen Behandlung ein positiver Selbstbezug, d. h. die Entwicklung von positiven Kognitionen und erste Schritte der Selbstfürsorge, erlernt werden.

Bewegung

Hat das Kind die Möglichkeit zur körperlichen Bewegung? Ist es Mitglied in einem Sportverein? Kann der Schulweg zu Fuß oder per Fahrrad bewältigt werden? Was macht das Kind nach dem Kindergarten oder nach der Schule? Welches Vorbild stellen die Eltern hier dar? Gibt es gemeinsame Unternehmungen mit Bewegung, wie z. B. Wandern, Fahrradfahren oder Schwimmen? Ist Bewegung in der Familie eher positiv oder negativ besetzt?

Gerade bei Kindern mit posttraumatischen Symptomen, die sich unter Umständen in einem andauernden Hyperarousal befinden, ist Stressabbau über körperliche Aktivitäten notwendig und emotionsstabilisierend.

Kindergarten/Schule/Ausbildung/Studium

Besucht das Kind bzw. der Jugendliche einen Kindergarten oder eine Schule? Findet ein regelmäßiger Besuch der Institution statt? Falls nicht, welche Gründe liegen vor? Gab es einen regelmäßigen Besuch vor dem Beginn der Symptomatik? Ist Schulabsentismus das Symptom? Welche Hypothese wurde diesbezüglich aufgestellt? Welchen guten Grund könnte das Kind haben, »besser zu Hause zu bleiben«?

Soziales/Familie/Freunde

In welchem sozialen Gefüge lebt das Kind? Leben das Kind und seine Familie eher isoliert oder eingebunden in ein soziales Gefüge? Wie wird die Außenwelt – außerhalb der Familie – wahrgenommen? Feindlich oder eher interessant und einladend? Welche Kognitionen werden innerhalb der Familie gelehrt: Du kannst niemandem trauen versus es gibt Menschen, die dich unterstützen und dir helfen? Sind die Beziehungen in der Familie liebevoll und zugewandt? Hat das Kind Freunde? Gibt es Treffen mit Freunden außerhalb des Kindergartens oder der Schule? Schätzen die Eltern die Freunde des Kindes? Hat das Kind Hobbys, und unterstützen die Eltern dies?

Kreativität

Der Begriff *Kreativität* kommt aus dem Lateinischen, von ›creare‹, und bedeutet *bewirken*. Er beschreibt die Fähigkeit, etwas Neues zu kreieren, was auf vielfältige Weise dargeboten werden kann. Zuerst denkt man sicherlich an fantasievolles Malen, Schreiben oder kreativen Ausdruckstanz. Doch die psychotherapeutische Arbeit mit Kindern, d.h. jede Einzelsitzung, bietet den Raum für Kreativität: Jede Sitzung ist immer wieder neu, fantasievoll und gestaltend.

Ziel ist es, kreative Impulse zu geben, die einen Transfer aus der Praxis in die Lebenswelt des Kindes finden. Laut der Weltgesundheitsorganisation machen uns kreative Tätigkeiten gesund und schützen vor Krankheiten (Laitinen, 2020). Die WHO beschreibt fünf Kategorien von Kreativität: darstellende Künste (Musik, Tanz, Singen, Theater, Film), visuelle Künste (Basteln/Handwerken, Design, Malen, Fotografie), Literatur (Schreiben, Dichten, Slam-Poetry usw.), Kultur (Besuch von Museen, Galerien, Konzerten, Theatervorführungen) und Onlinekünste (Animationen, digitale Künste).

Fallbeispiel

Eine 14-jährige, depressive Jugendliche beschrieb ihre Langeweile zu Hause, dass ihre Tagesstruktur so eintönig sei. In der Sitzung sprachen wir über verschiedene Gefühle und die Begeisterung und Aufregung, wenn etwas Schönes geschehe oder entstehe. Wir sammelten im Rahmen eines Brainstormings Beispiele: ein neues Rezept ausprobieren; einen Kuchen backen und schauen, wie er im Ofen aufgeht; Kressesamen auf einem Wattevlies aussäen und schauen, wie innerhalb von wenigen Tagen Kresse zu sehen ist. Wir schauten, welche kreativen Fähigkeiten die Jugendliche hatte und welche sie gerne ausprobieren würde. Eine erste Annäherung an ihre Kreativität war, jeden Tag den Vordruck eines Mandalas auszumalen. Der Gedanke dahinter: eine Beschäftigung, die für einen bestimmten Zeitraum Fokussierung im Hier und Jetzt erfordert, gestalterisch verschiedene Farben auszuprobieren, Unterbrechung in den gleichförmigen Alltag zu bringen. Nach einer Woche »Mandala-Vorlagen ausmalen« tauchte die Idee auf, Häkeln zu lernen und einen Vorhang aus »Häkel-Herzen« zu gestalten. Auf der Metaebene war zu beobachten, wie der Alltag farbiger wurde, Selbstwirksamkeit gespürt wurde und sie positive Rückmeldungen von der Außenwelt (Familie) erhielt.

Materielle und finanzielle Situation der Familie

Bei der Entstehung von Traumafolgestörungen ist das Vorhandensein von Risiko- und Schutzfaktoren zu beachten. Ein geringer sozialer und ökonomischer Status kann die Lebenszufriedenheit und Qualität der Gesundheit beeinträchtigen und die Teilhabe am allgemeinen gesellschaftlichen Leben erschweren. Ein solcher Status ist oft mit weniger Ressourcen zur Bewältigung von belastenden Erfahrungen verbunden. Um die Heilungsbedingungen für diese Kinder zu verbessern, ist oft eine multiprofessionelle Zusammenarbeit mit den Jugendämtern, der ambulanten und/oder stationären Jugendhilfe, freien Wohlfahrtsverbänden, Sportvereinen usw. notwendig.

Alltagstest für Kinder

Wie ist der Alltag Ihres Kindes?

Kann Ihr Kind mit den Anforderungen und Belastungen des Alltags umgehen? Können die üblichen Probleme im Umgang mit Familie, Freunden oder im Kindergarten/der Schule gemeistert werden? Oder gibt es ständig und überall Schwierigkeiten? Ist immer irgendetwas los?

Essen ____________________

Schlafen ____________________

Selbstfürsorge (Kleidung, Körperpflege, Zimmer) ____________________

Beziehungen ____________________

Freundschaften ____________________

Kindergarten/Schule ____________________

Bewegung ____________________

Hobbys ____________________

Haustiere ____________________

Geld ____________________

Süchte ____________________

Medikamente ____________________

Falls der Platz nicht ausreicht, bitte auf der Rückseite weiterschreiben …

7.2 Fähigkeit zur Stressregulation erworben?

Neben dem Erwerb oder dem Ausbau der Alltagsstabilität hat die traumafokussierte Behandlung zum Ziel, Fähigkeiten zur Stressregulation z. B. durch Ressourcenentwicklung zu erwerben und zu verstärken. Wir Menschen kommen am besten mit uns, der Umwelt, den Alltagsanforderungen und anderen Menschen zurecht, wenn wir uns im *Toleranzfenster* befinden, d. h. in einem Zustand der relativen vegetativen Ausgeglichenheit. Zu merken ist dies an einem ruhigen Atem, ruhigem Herzschlag, der Fähigkeit zur Selbstinspektion und Selbstreflexion und der relativen Gelassenheit im Umgang mit stressigen Situationen. Hilfreich sind hier Fragen zur Steigerung der gegenwärtigen Achtsamkeit:

- Was fühle ich gerade?
- Was denke ich?
- Was tue ich?
- Was wünsche ich mir?
- Was vermeide ich?

7.3 Posttraumatic Growth und Neuorientierung?

Die Psychologen Richard Tedeschi & Lawrence Calhoun (2004) beschrieben den Begriff *Posttraumatic Growth* in den 1990er Jahren. Nach ihrer Auffassung können die Erfahrungen von Trauma und Leid seelischen Schmerz verursachen und im weiteren Verlauf eine Chance für Wachstum und neue Perspektiven im Zuge des Heilungsprozesses darstellen. Perspektiven und Werte können sich verändert haben, neue Prioritäten entstehen. Spiritualität kann als ein neuer – oder wieder aktivierter – Aspekt im Leben des Kindes und seines Bezugssystems erscheinen.

Ja, auch schon kleine Kinder befassen sich mit »dem Sinn des Lebens« und glauben – je nach Alter und/oder Weltanschauung – an eine universelle Kraft oder Magie, belebte Natur oder Wunder. Sie drücken Spiritualität z. B. durch abendliche Gebete, Beerdigungen von kleinen Tieren, auf die sie eventuell getreten sind, aus. Bei Verlusten von Angehörigen können kreative Aktivitäten, wie für den Verstorbenen ein Bild malen und an das Grab bringen oder einen Wunsch für die Verstorbenen in die Wolken flüstern, als ein Weg zur Heilung und Hoffnung betrachtet werden.

Die Frage, ob am Ende einer EMDR-Behandlung eine Neuorientierung eingeleitet werden konnte, lässt sich mit der Überprüfung der *Alltagsstabilität* und *Fähigkeit* zur Stressregulation **plus** der Sicht auf das *Neue* bewerten.

- Konnte eine Integration der erlebten Belastungen in dem Sinne erreicht werden, dass diese Ereignisse sicher und sortiert in der hauseigenen Bibliothek, dem Hippocampus, abgelegt wurden?
- Konnte bei dem Kind und ggf. auch seinem Bezugssystem die Fähigkeit zur Introspektion, d. h. die eigenen Gedanken und Gefühle in Worte zu fassen, erweitert werden?
- Haben das Kind und/oder sein Bezugssystem ein neues Kapitel im Leben aufzuschlagen, z. B. ein Kapitel mit einer sicheren Außen- und Innenwelt? Ein Kapitel mit Selbstfürsorge und Heilung?
- Wurde ein neuer, vielleicht eher verständnisvoller und liebevoller Umgang miteinander entwickelt?
- Konnte eine Selbstakzeptanz, d. h. sich selbst mögen, auf- oder ausgebaut werden?
- Wurden Risikofaktoren für eine psychische Gesundheit abgebaut und Schutzfaktoren aufgebaut?
- Klappt etwas besser als je zuvor?

Fallbeispiel

Im Rahmen eines Bezugspersonengesprächs mit den Eltern einer Patchworkfamilie wurde deutlich, dass auch die Eltern und Großeltern schon interpersonelle Gewalt erfahren hatten. Eine Tochter der Familie befand sich wegen Anpassungsstörungen und einer ADHS in der ambulanten Psychotherapie. Mit den wirklich engagierten Eltern, die sowohl Drogenerfahrungen hatten als auch im Gefängnis eingesessen hatten, wurde besprochen, welche Zukunftsvisionen sie entwickelt hatten: *»Ich habe mir immer vorgenommen, meine Kinder nicht zu schlagen! Und das habe ich geschafft. Bei den Drogen lief es zuerst nicht so gut, doch nach zwei Jahren Knast habe ich auch daraus meine Lehre gezogen!«* Und dies entsprach der Realität der Familie, die mehr als zwei Jahre lang regelmäßige Termine für ihre Kinder wie auch ihre Bezugspersonenkontakte mit einem erfolgreichen Abschluss der Behandlung wahrnahm.

Gemeinsam mit den Eltern des oben angeführten Fallbeispiels wurde während eines Bezugspersonentermins – ohne das Kind – eine Videoanimation zu den transgenerationalen Folgen von belastenden Kindheitserfahrungen angeschaut (siehe Kapitel 8.1; NHSW, 2017). Die Eltern konnten dem zu Beginn bedrückenden Verlauf des Videos gut folgen und am Ende das Resümee ziehen: Wir haben es geschafft und den Kreislauf durchbrochen!

Hinweis: Bitte schauen Sie sich die empfohlenen Quellen, wie z.B. das genannte Video, vor der Nutzung oder Weiterempfehlung selbst an. Prüfen Sie, ob dieses Video für die jeweiligen Eltern oder Jugendlichen wirklich passend ist.

KAPITEL 8

Implikationen für die Praxis

EMDR kann als traumafokussierte Psychotherapie für Kinder und Jugendliche mit posttraumatischen Stresssymptomen angewandt werden; die Behandlung zielt zunächst auf die Zeit nach dem Stresserleben.

Ein wichtiger Schritt ist jedoch, auch die Prävention im Kindesalter in den Blick zu nehmen, nach den ***Windows of Opportunities*** zu schauen, in denen frühzeitig der Entstehung von verzögerten oder chronischen posttraumatischen Störungen entgegengewirkt werden kann.

8.1 Information und Psychoedukation

Informationsangebote über *Early Life Stress* (ELS), Trauma und Traumafolgestörungen sollten allen Eltern, Bezugspersonen und Angehörigen der sozialen, medizinischen und psychotherapeutischen Gesundheitsberufe zur Verfügung stehen und in Ausbildungscurricula, z. B. von Erzieherinnen, aufgenommen werden. In den Lebensräumen von Kindern, beispielsweise Kita oder Schule, sollten Präventionskonzepte und frühzeitige Angebote zur traumafokussierten Psychotherapie vorgestellt werden. Kinder mit posttraumatischem Stress sollten frühzeitig identifiziert und behandelt werden, um langfristige negative Folgen zu vermeiden. Eine Zusammenarbeit der Familien mit den Institutionen und ggf. die Vernetzung aller Berufsgruppen, wie etwa die zusätzliche Einbindung von Pädiaterinnen oder Mitarbeitern der Jugendhilfe, sind anzustreben, um ein stabiles und förderliches Netz für die Unterstützung der bio-psycho-sozialen Gesundheit des Kindes und seiner Entwicklung herzustellen. Bei der psychotherapeutischen Behandlung von Kindern kommt es dem Entwicklungsalter entsprechend zu Überschneidungen von pädagogischen und psychotherapeutischen Bereichen. Die multiprofessionelle Zusammenarbeit führt meist erst zu einem umfassenden Bild des jeweiligen Kindes in seinen Bezügen.

Nach De Young und Kenardy (2017) kann Prävention persönliches Leid und gesellschaftliche Kosten über die gesamte Lebensspanne hinweg minimieren: *»Bei der* *posttraumatischen Belastungsstörung (PTBS) gibt es im Gegensatz zu vielen anderen Störungen in der Regel eine eindeutige Ätiologie und ein therapeutisches Zeitfenster (etwa drei Monate), in dem man eingreifen kann, bevor die Symptome chronisch werden. Daher ist die PTBS ein besonders geeignetes Ziel für präventive Frühinterventionsprogramme.«*

Der ***National Health Service Wales*** (NHSW, 2017), der walisische staatliche Gesundheitsdienst, hat im Rahmen der Kampagne *ACE Aware Wales* einen freiwilligen Zusammenschluss von Organisationen mit dem Namen *Cymru Well Wales* angeregt. Ziel sind die Bekämpfung und Prävention von belastenden Kindheitserfahrungen (Adverse Childhood Experiences, ACEs), und den Kreislauf von ACEs zu durchbrechen. Sie entwickelten u. a. eine Videoanimation mit Informationen über ACEs für Bezugspersonen, pädagogische, medizinische, psychotherapeutische Fachkräfte und Institutionen der Jugendhilfe. Kinderfreundliche Ressourcen wie Bilderbücher oder Videoanimationen können Kinder und Familien bei der Verarbeitung stressvoller Ereignisse unterstützen. Im Anhang, unter Literatur, finden Sie den Link zum Originalvideo (NHSW, 2017).

Die Buchreihe ***Birdie's Tree Storybooks*** (Murray, 2017) beinhaltet Bilderbücher mit den Protagonisten Birdie und Mr. Frog, die Katastrophen wie Erdbeben, Fluten, Pandemien oder Buschbrände erlebt haben. Kindgerecht wird Vorschulkindern ein Narrativ angeboten, um das Erlebte zu verstehen, Worte für Gefühle und ein eventuelles sprachloses Entsetzen aufgrund des Ereignisses zu finden. Die Ressourcen aus dieser Reihe finden Sie auf der Webseite von *Children's Health Queensland*, einem landes-

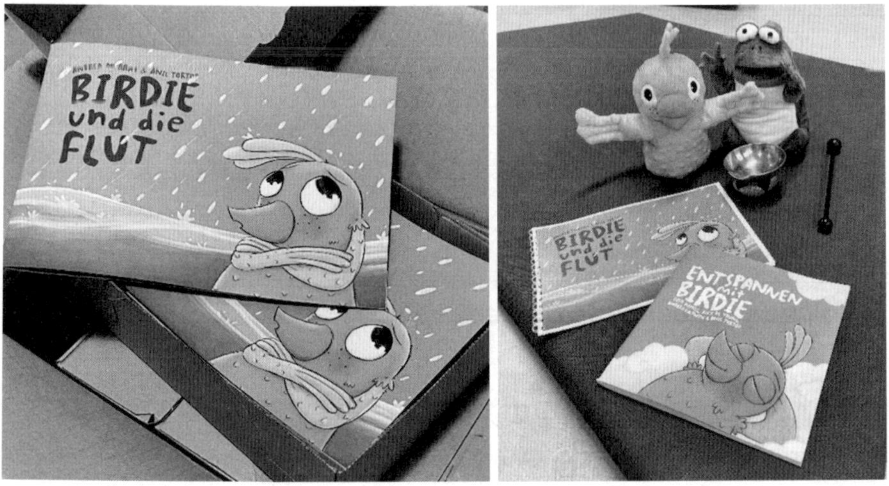

Abb. 8-1a und b: *Birdie und die Flut* und *Entspannen mit Birdie*, © Lempertz, 2022

weiten Netzwerk von Gesundheitsdiensten und Fachleuten in Queensland, Australien. Wir, d. h. das Netzwerk *Soforthilfe Psyche*, durften in Absprache mit den australischen Kollegen, die diese Serie entwickelt haben, die Bücher *Birdie and the Flood* und *Relaxing with Birdie* ins Deutsche übersetzen (Lempertz & Leutner, 2023) – beide Bücher sind auf der oben genannten Webseite unter »Birdie und die Flut« und »Entspannen mit Birdie« zu finden.

8.2 Frühzeitiges Screening auf posttraumatischen Stress und Diagnostik

Zum Screening auf posttraumatischen Stress bei Kindern sind bereits vielfältige Instrumente erprobt worden und klinisch einsetzbar. Mit den kinderfreundlichen Kriterien des DSM-5 und der deutschen Übersetzung des DIPA (Diagnostic Infant and Preschool Assessment; Ladicha et al., 2022) ist es nun diagnostisch leichter, eine subklinische PTBS oder das Vollbild der PTBS bei Vorschulkindern ebenso für den Forschungsbereich zu diagnostizieren (Hitchcock et al., 2022). Dies bedeutet gleichzeitig, dass es notwendig ist, geeignete Interventionen für diese Altersgruppe zu entwerfen und anbieten zu können. Häufig fragen Bezugspersonen, »wonach sie eigentlich bei der Beobachtung der Kinder im Alltag schauen sollten«. Der 16-teilige *Alltagstest für Kinder* (Lempertz, 2015) kann für das Screening auf posttraumatische Belastungsreaktionen verwendet werden. Dieser Fragebogen wurde erarbeitet, um die aktuelle Alltagssituation und Stabilität von Kindern im Alter von zwei bis zehn Jahren zu messen. Fragen zum Spiel-, Entwicklungs- und altersgemäßen Verhalten der Kinder und nach dem emotionalen Wohlbefinden und beobachtbaren Verhaltensproblemen, z. B. Bettnässen oder Essproblemen, geben häufig schon Hinweise auf mögliches Stresserleben beim Kind. Der Alltagstest wurde bisher weder veröffentlicht noch validiert, sondern kann als einfacher Beobachtungsleitfaden verwendet werden.

8.3 Positive Childhood Experiences (PCEs)

Die Auswirkungen von *Early Life Stress* und spezifischen belastenden Kindheitserfahrungen, den *Adverse Childhood Experiences* (ACEs), sind in vielen Studien beschrieben worden (Felitti et al., 1998; Witt et al., 2013; Klinger-König et al., 2024). Dieser Wissensgewinn sollte nicht ignoriert werden; konsequenterweise ist es absolut notwendig, Kinder bei ihrer Entwicklung und ihrem Aufwachsen a) vor ELS zu schützen, b) ihnen das Erfahren positiver Kindheitserlebnisse zu ermöglichen und c) die psychische Gesundheit der Kinder zu stärken oder wiederherzustellen.

Um ELS vorzubeugen, sollte mit der Aufklärung und Psychoedukation zukünftiger Eltern und einer Sensibilisierung dieser Eltern für eventuell eigene belastende Kindheitserfahrungen begonnen werden. Ziel wäre hier, eine *repeating history* zu unterbrechen und eine positive, sich selbst reflektierende Erziehung umzusetzen.

Eine EMDR-Behandlung beinhaltet – neben der traumafokussierten Arbeit – das Herausarbeiten von persönlichen Fähigkeiten und Stärken. So werden mit jedem Kind Ressourcenübungen wie ein imaginierter Wohlfühlort mit positivem somatischem Marker eingeübt, etwa mit Fragen wie: Was spürst du bei der Vorstellung von z.B. einem schönen, weißen Strand mit Sonnenschein, plätschernden Wellen, frischer Meeresbrise ... in deinem Körper? Positive Bilder oder auch kraftvolle kindgerechte Imaginationen können dabei ebenso zum Einsatz kommen, beispielsweise: Wie fühlst du dich, wenn du jetzt daran denkst, dass du das Tor geschossen hast oder zum ersten Mal ohne Stützräder gefahren bist usw.? Gefühle der Entspannung, von Kraft, Stärke oder Stolz werden mit BLS verstärkt, so dass eine Ausbreitung der Ressource forciert wird.

Auf den Prinzipien der *Positiven Psychologie* und der *Positiven Pädagogik* beruhend, stellen Frydenberg et al. (2020) evidenzbasierte Forschungsergebnisse und praxisnahe Strategien zur Unterstützung der sozialen und emotionalen Entwicklung und des Wohlbefindens von Kindern im Alter von drei bis fünf Jahren bereit. Beide Ansätze, sowohl Ressourcenaufbau und Ressourcenaktivierung als auch die Prinzipien der Positiven Psychologie, stärken die Resilienz des Kindes und seiner Familie.

Wir leben in einer *Illusion of Safety* und können uns und unsere Kinder nur begrenzt vor dem Erleben belastender Erfahrungen schützen. Wir können jedoch Bezugspersonen für den Aufbau und Erhalt von Schutzfaktoren sensibilisieren, präventiv über eventuelle Traumafolgestörungen aufklären und betroffenen Kindern frühzeitig traumafokussierte Behandlungen anbieten, die zu zügiger Entlastung und Verarbeitung des Erlebten führen.

8.4 Kultursensibilität

Menschen mit Fluchterfahrungen entwickeln häufig infolge traumatischer Ereignisse wie Krieg, Folter, Verfolgung posttraumatische Stresssymptome. Weltweit fehlt es an Therapien, vor allem für Flüchtlingskinder im Vorschulalter, die die Bewältigung von belastenden Erfahrungen wie Krieg, Flucht und Vertreibung unterstützen können und die Chronifizierung von posttraumatischem Stress verhindern (Lempertz et al., 2020). In Anlehnung an Keilsons Konzept der sequentiellen Traumatisierung (1991) führen nicht nur die Kriegs- und Fluchterfahrungen, sondern zusätzlich die aktuellen Erfahrungen im Gastland zu den posttraumatischen Stresssymptomen. Um eine wirksame und respektvolle traumafokussierte Psychotherapie anbieten zu können, sollten Therapeutinnen eine kultursensible Haltung entwickeln. Kultursensibilität bezieht die kulturellen, sozialen, psychologischen und – vor allem bei Kindern so wichtig – auch die familiären Hintergründe ein, die das Traumaerleben und traumafokussierte Psychotherapie eines Kindes beeinflussen können. Das altersadaptierte EMDR-Kinderprotokoll erfordert nicht unbedingt hohe Sprachkompetenzen und kann sehr gut bei Kindern mit – noch – geringen Sprachkompetenzen angewendet werden.

Zur psychotherapeutischen Behandlung von geflohenen Kindern und ihren Bezugspersonen kann der Einsatz von Sprach- und Kulturmittlern notwendig sein. Hilfreiche Tipps bietet hier der als kostenloser Download verfügbare Leitfaden *Therapie zu dritt: Wie kann dolmetschergestützte Psychotherapie im interkulturellen Kontext gelingen?* der Koordinierungsstelle für die interkulturelle Öffnung des Gesundheitssystems IN TERRA, des Psychosozialen Zentrums für Flüchtlinge und des Caritasverbands Rhein-Mosel-Ahr e. V. (IN TERRA, 2019).

II

Praxisteil

KAPITEL 9

Psychoedukation

Wenn Du es einem Sechsjährigen nicht erklären kannst,
hast Du es selbst nicht verstanden.
Albert Einstein

Psychoedukation beinhaltet die Vermittlung von Wissen über psychische Störungen und Erkrankungen wie auch Informationen zur Erhaltung oder Wiederherstellung der psychischen Gesundheit. Da die Entstehung von Traumafolgestörungen auch neurobiologische Wurzeln haben kann, ist sowohl für die Eltern als auch die Kinder eine Erklärung des Gehirns und seiner Funktion bei Stress und Bedrohung zur Verbesserung des Verständnisses, wie sich Traumafolgen ausbilden, angezeigt.

9.1 Mein Gehirn

Sie finden hierzu eine Übung als Audio-Download unter www.klett-cotta.de/lempertz-emdr-kinder.

Am besten geht es uns, wenn alle Bereiche unseres Gehirns gut zusammenarbeiten – wie in einem Team oder einem gleichmäßig laufenden Uhrwerk. Die zur Psychoedukation im Verlauf einer traumafokussierten Psychotherapie gehörenden Begrifflichkeiten sind der präfrontale Kortex, die Amygdala und der Hippocampus. Während der EMDR-Therapie kann man Kindern am Beispiel der nachfolgenden Illustration zeigen, was das eigentliche Ziel der traumafokussierten Arbeit ist: Wir möchten, dass die Inhalte, die noch im *hellgrauen Bereich* sind (= Amygdala) und unsortiert durcheinander fliegen, so verarbeitet werden, dass sie sicher im *dunkelgrauen Bereich* (= Hippocampus), unserer hauseigenen Bibliothek, abgelegt werden können. Um das zu erreichen, müssen wir unseren *mittelgrauen Bereich* (= präfrontaler Kortex/Stirngehirn) um Unterstützung bitten und in die Arbeit miteinbeziehen.

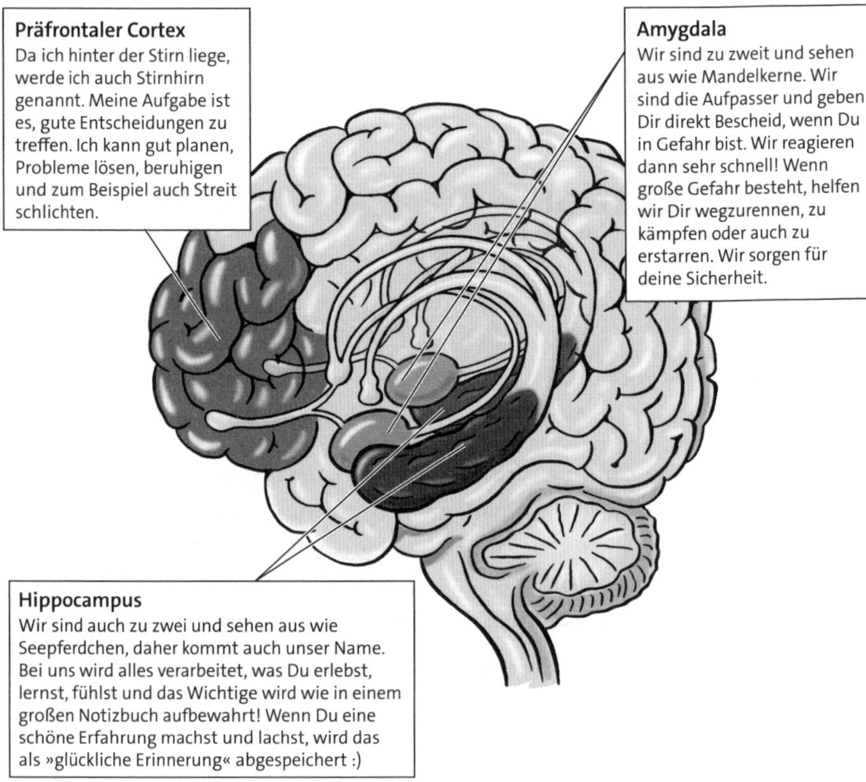

Abb. 9-1: Mein Gehirn, © Fred Fuchs

9.2 Was passiert beim Erleben eines traumatisierenden Ereignisses?

Bei einem traumatisierenden Erlebnis kommt es zu einer Übererregung eines bestimmten Bereichs des Gehirns, der Amygdala, d.h. unseres Alarmsystems. Andere Bereiche, die für die Verarbeitung des Erlebten zuständig sind, können dann nicht mehr so arbeiten, wie es notwendig wäre. Nachfolgender Vergleich kann sowohl für die Eltern als auch für Kinder genutzt werden.

Die Schneekugel-Metapher

Wenn der Schnee in der Kugel aufgewühlt ist, kann man nicht gut hindurchsehen. Erst wenn der Schnee sich gesetzt hat, der »Schneesturm« sich beruhigt hat, kann man wieder klar sehen ...

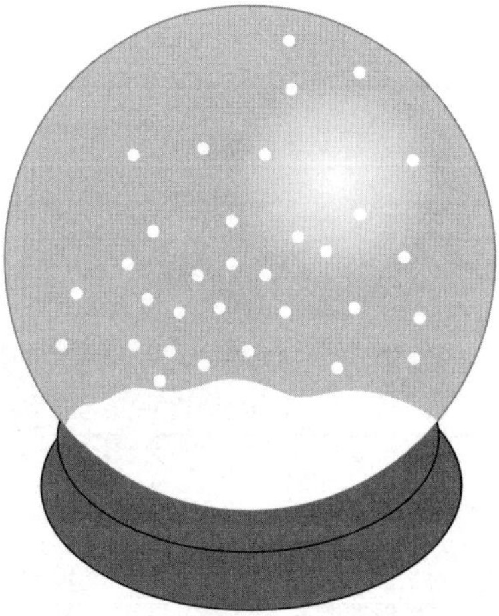

Abb. 9-2: Schneekugel-Metapher

Fallbeispiel

Eltern schilderten in der Sprechstunde die Situation ihres Kindes und ihrer Familie: Ihr Kind werde in ca. sechs Wochen erneut am Herzen operiert, es habe frühere kardiochirurgische Eingriffe im Säuglings- und Kleinkindalter gegeben. Die Eltern bemerkten eine eigene steigende Anspannung, emotionale Instabilität, Angst und Konzentrationsschwierigkeiten. Bei ihrem Kind seien eine vermehrte Anhänglichkeit, Entwicklungsrückschritte, Unruhe und Zappeligkeit zu beobachten. Zudem schlafe das Kind nun wieder im elterlichen Bett, könne alleine weder ein- noch durchschlafen. Es wurden für die kommenden sechs Wochen Termine für das Kind wie auch die Eltern vereinbart. Ziel sollte eine *»psychotherapeutische Operationsvorbereitung«* sein, d.h. Stabilisierung, Beruhigung, Ressourcenaktivierung. In den ersten beiden Terminen mit dem Kind war eine deutliche innere und auch motorische Unruhe zu beobachten. Fünf Minuten nach Eintritt ins Therapiezimmer waren die innere Unruhe und Anspannung sehr deutlich im Spiel spürbar. Auf dem ersten Foto (Abb. 9-3) ist eine aufgeräumte Spielecke zu sehen, das zweite Foto (Abb. 9-4) zeigt die Situation fünf Minuten, nachdem das Kind angekommen war: rastlos, unentschlossen, unruhig, dies und das wurde in die Hand genommen, wieder weggelegt, vieles ausprobiert.

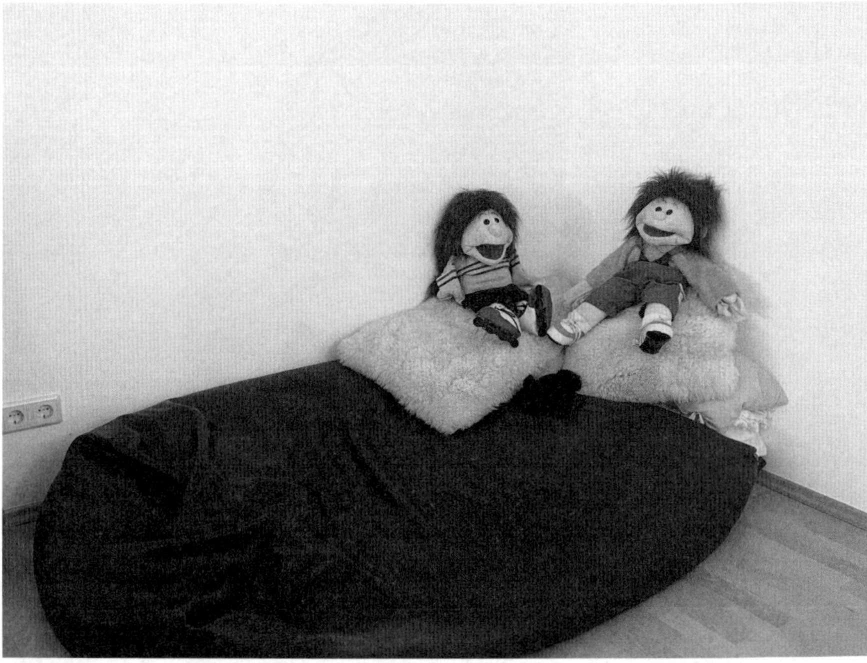

Abb. 9-3: Bild für ein ruhiges Gehirn, © Lempertz, 2025

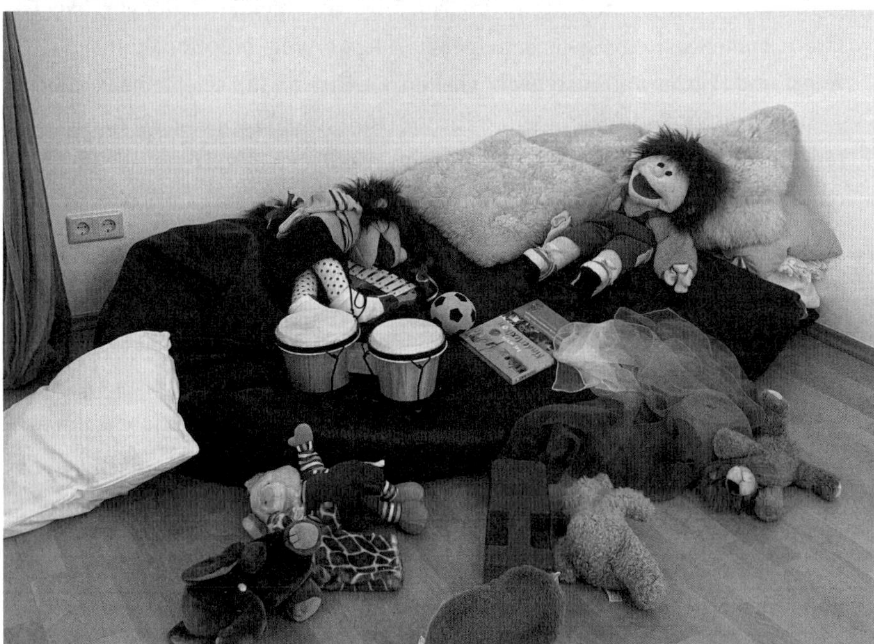

Abb. 9-4: Bild für ein aufgeregtes Gehirn, © Lempertz, 2025

9.3 Das Toleranzfenster

Im *Stadium der Ausgeglichenheit*, mit moderaten Aufs und Abs, ist die Verarbeitung von Informationen möglich. Innerhalb des Toleranzfensters fühlt sich der Mensch sicher, kommt mit sich, seiner Umwelt und seinen Mitmenschen zurecht. Das Gefühl der Sicherheit hilft, wirksam auf Stress oder schwierige Situationen zu reagieren, gut zu denken und Lösungen für Probleme zu finden. Das Nervensystem befindet sich in einer ausgeglichenen und flexiblen Verfasstheit, die eine Steuerung von Emotionen ermöglicht.

Im *Hyperarousal* sind bestimmte Regionen des Gehirns, insbesondere das limbische System – wie die Amygdala, die für die Verarbeitung von Emotionen verantwortlich ist –, stark aktiviert. Diese Überaktivierung hat körperliche und psychische Symptome zur Folge: Aufregung, Angst, Herzrasen, Zittern oder Schwitzen, Anspannung, Panik – dies verhindert die Verarbeitung und Integration des Geschehens. Dieses Befinden stellt eine natürliche Reaktion des Körpers auf Stress dar. Wird er jedoch chronisch, kann er das tägliche Leben belasten.

Das *Hypoarousal* geht mit einer verminderten Erregung oder Aktivität des Nervensystems einher, einem Zustand von Betäubtheit, Dumpfheit oder »Abschaltung«; es ist »zu wenig« Aktivität da, Verarbeitung und Integration sind ebenfalls nicht möglich. Bei wiederholtem Erleben von extremem Stress oder traumatischen Erfahrungen kann das Gehirn diese Schutzreaktion entwickeln, bei der das Nervensystem in einen »Überlebensmodus« wechselt. Zu den typischen Symptomen des Hypoarousals gehört neben dem Gefühl der Taubheit auch das Empfinden, dass man emotional abgestumpft oder von seiner Umgebung getrennt ist. Für Menschen kann es schwierig sein, auf äußere Reize zu reagieren. Ein Hypoarousal kann als Schutzmechanismus des Gehirns gegen überwältigende Erfahrungen dienen, wird jedoch problematisch, wenn es über einen längeren Zeitraum anhält.

Daniel Siegel (1999), dessen Modell im Kapitel 2.3 bereits kurz vorgestellt wurde, betont die Wichtigkeit, das Toleranzfenster zu vergrößern, dies ermöglicht einen besseren, funktionalen Umgang mit stressigen oder traumatischen Situationen. Traumafokussierte Therapien beinhalten stets Interventionen und Übungen, mit denen das Nervensystem stabilisiert und das Toleranzfenster wieder geöffnet werden kann (Abb. 9-5).

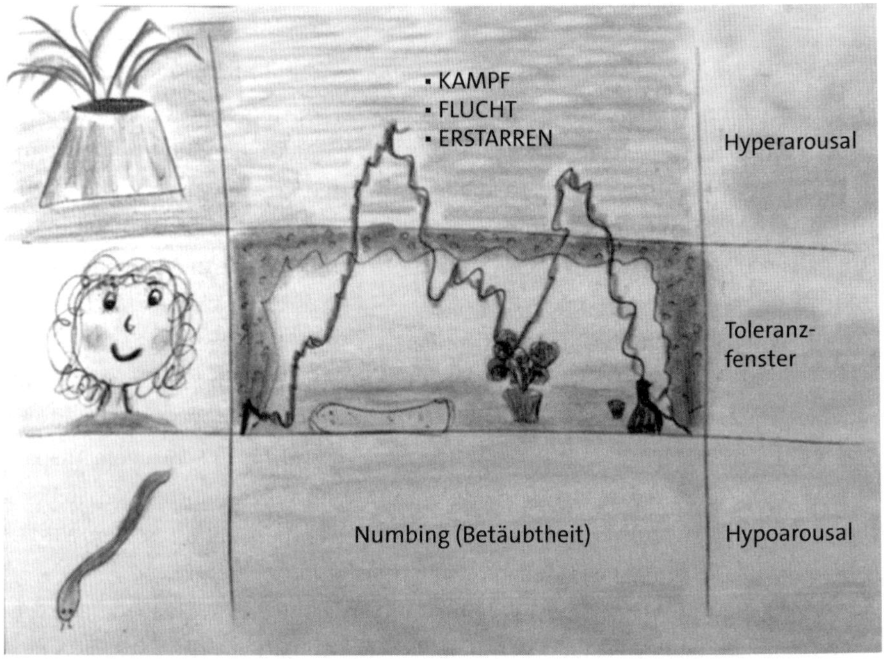

Abb. 9-5: Das Toleranzfenster, Lempertz, 2014, in Anlehnung an ein Modell von Arianne Struik, vorgestellt bei der EMDR Europe Conference, Hamburg, 2010

9.4 AIP-Modell kindgerecht erklärt

Das von Francine Shapiro entwickelte Konzept der adaptiven Informationsverarbeitung, das EMDR als Theoriemodell zugrunde liegt, wurde bereits weiter oben beschrieben (siehe Kapitel 3). Das Modell geht davon aus, dass dysfunktional gespeicherte Erfahrungen die Ursache von psychiatrischen und psychosomatischen Störungen, negativen Überzeugungen und Emotionen sind. Die Frage ist stets: Was stört? Wo ist der *stuck point*? An welchem Punkt des Ereignisses hat die Verarbeitung gestockt?

Beispiele für kindgerechte Erklärungen:

- **Störendes entfernen**, damit etwas wieder weiterlaufen kann, z. B. eine Schallplatte, die hängt, weil sich Flusen an der Nadel befinden.
- **Splitter im Finger** – wenn ein Kind einen Splitter im Finger hat, schmerzt dieser Finger so lange, bis der Splitter entfernt wird. Falls der Splitter im Finger bleibt,

entzündet sich das Gewebe drumherum, und der Körper benötigt Energie, diese Entzündung zu bekämpfen. Diese Energie steht dann für andere Aufgaben nicht zur Verfügung. Nach dem Entfernen des Splitters heilt der Finger, und das Ereignis wird immer kleiner in der Erinnerung.

- **Geröll aus einem Fluss entfernen**, damit das Wasser wieder gut fließen kann. Hindernisse aus dem Weg räumen, damit der Weg wieder frei ist.
- **Eine Bibliothek aufräumen**, in der alle Bücher durcheinandergeraten sind und kreuz und quer herumliegen oder -fliegen, als ob jemand mit einem Zauberstab alles durcheinander gewirbelt hätte.

Fallbeispiel

Ein achtjähriges Kind, das einen Autounfall erlebt hatte und seitdem nicht mehr Autofahren wollte, fasste die Erklärung des AIP-Modells und der bilateralen Stimulation einfach und treffend zusammen: *»Das ist so, wie meinem Gehirn einen Anstups geben ...?! Und dann traue ich mich wieder, mit meinen Eltern im Auto zu fahren?«*

9.5 Möglichkeiten der bilateralen Stimulation (BLS)

Bei der bilateralen Stimulation werden beide Gehirnhälften, rechte und linke Hemisphäre, abwechselnd stimuliert, meist durch Augenbewegungen (ABW), aber auch durch andere Techniken wie taktile Reize (Abb. 9-6) oder Klopfen (Tab. 9-1). Ziel ist, das Gehirn zu aktivieren und die gleichzeitige Informationsverarbeitung in beiden Hemisphären zu unterstützen. Die BLS im Rahmen der EMDR-Therapie führt zu einer Verminderung der emotionalen Belastung und unterstützt das Gehirn dabei, traumatische Erlebnisse in das allgemeine Gedächtnis einzuordnen, so dass sie weniger störend und belastend sind.

Tab. 9-1: Möglichkeiten der bilateralen Stimulation (BLS)

Augenbewegungen	Taktil	Akustisch
▪ anregen mit Fingern, ggf. Fingerpüppchen aufsetzen ▪ Bleistift mit Püppchen oder »Puschel« ▪ Taschenlampe, Lichtkegel an der Wand hin- und herbewegen oder vor dem Kind auf dem Tisch	▪ Tapping durch Eltern oder Therapeutin, mit Fingern abwechselnd auf Beine, Oberarme oder Schultern ▪ Tapping durch Handpuppe ▪ Pinsel oder Wattebausch ▪ »Gorilladance«, Stampfen ▪ Butterfly-Hug (BH)	▪ Kopfhörer ▪ Trommeln rechts und links ▪ Glöckchen o. Ä. ▪ Lautsprecher mit Tönen oder Musik abwechselnd rechts und links

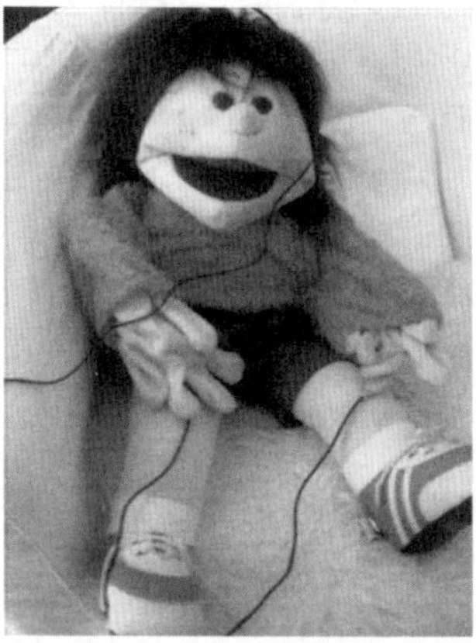

Abb. 9-6: Puppe mit Pulsatoren und Kopfhörern, © Lempertz, 2025

KAPITEL 10

Praktische Übungen

Nachfolgende Übungen gliedern sich in **Übungen zum Stabilisieren** und **Übungen zur Ressourcenfindung und -verstärkung**.

Viele Übungen können auch außerhalb der EMDR-Therapie angewandt werden – je nach Situation und Befinden des Kindes und der Familie.

Voraussetzungen sind:

- dass Sie sich mit den Übungen vertraut gemacht und sie selbst ausprobiert haben,
- dass eine gute und tragfähige therapeutische Beziehung zum Kind bzw. Jugendlichen besteht,
- dass Sie überprüfen, ob es der »richtige« Zeitpunkt innerhalb der Therapie ist,
- dass die Übungen freiwillig sind und als Anregung oder Einladung, »etwas Neues auszuprobieren«, vorgestellt werden,
- dass Sie selbst bereit sind, Übungen vorzumachen (hier verweise ich besonders auf die Übung 30 »Kniechen, Näschen, Öhrchen«).

10.1 Übungen zur Stabilisierung

In der Traumatherapie sind Stabilisierungsübungen von grundlegender Bedeutung, vor allem in den ersten Behandlungsphasen. Sie unterstützen Menschen dabei, im gegenwärtigen Moment verankert und geerdet zu sein, einer Überflutung durch traumatische Erinnerungen vorzubeugen und ein Gefühl der Kontrolle zurückzuerlangen und zu spüren. Übungen zur Stabilisierung können präventiv vorgestellt und eingeübt werden, um im Bedarfsfall angewandt zu werden. Wichtig ist, dass die jeweiligen individuellen Bedürfnisse beachtet werden: Stabilisierung für die eine Person kann für eine andere Person eine Retraumatisierung bedeuten. Eine behutsame, schrittweise Annäherung begrenzt die Gefahr, dass Übungen, die »harmlos« erscheinen, eventuell starke und überwältigende Emotionen hervorrufen können.

Übung 1: Den Moment verbessern

Manchmal scheint es so, als könnte nichts die aktuellen Sorgen, Ängste oder Beschwerden lindern. Auch wenn es (noch) keine Lösung für *das große Ganze* gibt, ist es jedoch möglich, den aktuellen Moment ein kleines bisschen zu verbessern.

Ziel der Übung:

Den Moment verbessern, einen negativen Kreislauf stoppen, die Richtung des Denkens und Fühlens irritieren und ändern

Altersgruppe:

Ab dem Kindergartenalter, für Kinder, Jugendliche und Erwachsene geeignet; im Einzel- und Gruppensetting möglich

Zeitdauer:

Fünf Minuten bis open end

Anleitung:

»Stelle dir vor, du könntest ein wenig zaubern und jetzt etwas tun oder denken oder fühlen, was dir guttut. Welcher Gedanke wäre jetzt ein schöner Gedanke? Merkst du, dass du hier in einem geschützten, warmen Raum auf einem Sofa sitzt, mit einem Kuscheltier (oder einem weichen Kissen). Was könntest du JETZT tun, dass es für dich noch schöner wäre? Vielleicht eine Decke? Oder aufstehen und dich auf einen anderen Stuhl setzen oder in eine Hängematte legen …? Möchtest du gerne ein Spiel spielen oder soll ich dir eine Geschichte vorlesen? Möchtest du ein Glas Wasser trinken?

Wenn wir achtsam sind und kurz auf unsere Gedanken, unseren Körper und unser Gefühl lauschen, bekommen wir vielleicht Informationen, die dafür sorgen, dass wir den gegenwärtigen Moment verbessern können.

Vielleicht legst du auch einfach dein Gesicht in die Hände und unterstützt deinen Kopf? Oder du legst eine Hand auf dein Herz und spürst einen Moment zu deinem Herzen hin …

Ein Tag besteht aus 86.400 Sekunden – vielleicht könntest du davon zehn Sekunden am Tag innehalten und schauen, was dir jetzt guttun könnte? Oder vielleicht noch etwas länger.«

Übung 2: Rückwärtszählen

Eine nützliche Methode, um sich zu entspannen und den Geist zu konzentrieren, ist das **Rückwärtszählen** zur Reorientierung. Hierbei zählt man absichtlich und gedanklich rückwärts, etwa von 100 bis 1. Mit dieser Methode kann man sich im Augenblick verankern, Stress mindern und den Fokus auf das gegenwärtige Geschehene richten. Diese einfache, aber effektive Übung findet häufig Anwendung bei Entspannungs- oder Achtsamkeitstechniken.

Ziel der Übung:

Orientierung im Hier und Jetzt

Altersgruppe:

Ab dem Schulalter, für Kinder, Jugendliche und Erwachsene geeignet; im Einzel- und Gruppensetting möglich

Zeitdauer:

Je nach Bedarf

Übung 3: ABC rückwärts aufsagen

Eine weitere unterstützende, im gegenwärtigen Moment verankernde Methode ist das Aufsagen des **Alphabets rückwärts**, d. h. beginnend mit dem Buchstaben Z. Diese Übung kann – wie auch das Rückwärtszählen – als Hausaufgabe bzw. *Erste-Hilfe-Übung* bei Stress oder beginnender Panik für den Alltag empfohlen werden.

Ziel der Übung:

Orientierung im Hier und Jetzt

Altersgruppe:

Ab dem Schulalter, für Kinder, Jugendliche und Erwachsene geeignet; im Einzel- und Gruppensetting möglich

Zeitdauer:

Je nach Bedarf

Übung 4: Grounding mit der 5-4-3-2-1-Methode

Eine weitere Möglichkeit, bei intensiven Gefühlen, Stress oder Angst wieder zu sich selbst zu finden und Stabilität zu erlangen, ist die **5-4-3-2-1-Methode**. Die Wahrnehmung wird hier auf die Umwelt, den eigenen Körper und auf Sinneswahrnehmungen gelenkt. Geräusche, Gerüche, Berührungen oder visuelle Eindrücke können bewusst wahrgenommen werden.

Ziel der Übung:
Orientierung im Hier und Jetzt, Beruhigung, Stressreduktion

Altersgruppe:
Ab dem Kindergartenalter, für Kinder, Jugendliche und Erwachsene geeignet; im Einzel- und Gruppensetting möglich

Zeitdauer:
Je nach Bedarf

Anleitung:
»Bitte schaue dich einmal um und nenne mir fünf Dinge, die du jetzt sehen kannst ... Bitte beschreibe mir nun vier Dinge, die du fühlen kannst ... Prima! Und jetzt höre mal genau hin, was kannst du hören? Bitte nenne mir drei Dinge, die du jetzt hören kannst ... Nun konzentriere dich auf deine Nase und nenne mir zwei Dinge, die du jetzt riechen kannst ... Und zum Schluss bitte ich dich, mir eine Sache zu nennen, die du jetzt schmecken kannst. Dazu kann ich dir ein Glas Wasser anbieten, vielleicht hast du auch etwas zu essen oder einen Kaugummi dabei? Wie fühlst du dich jetzt, nach dieser Übung?«

Mögliche Nebenwirkung:
Das Kind gerät unter Stress, weil ihm nichts auffällt. Dann ist eine wohlwollende Unterstützung notwendig, von Therapeutenseite sollte vorgeschlagen werden, die Übung mitzumachen und eigene Wahrnehmungen exemplarisch aufzuzählen, und mitunter etwas Angenehmes zum Riechen oder ein Knautschball zum Fühlen angeboten werden; stattdessen könnten auch Klänge und Töne mit Musikinstrumenten erzeugt werden.

Übung 5: Mandala ausmalen

Viele Menschen empfinden das **Ausmalen von Mandalas** als beruhigend und meditativ. Es kann eine therapeutische Wirkung auf psychischer und emotionaler Ebene entfalten.

Zudem fördert es die Fähigkeit zur Konzentration und gibt – trotz der vorgegebenen Formen und Muster – die Möglichkeit zur individuellen Gestaltung. Über die Farbauswahl werden eventuell Gefühle nonverbal mitgeteilt.

Kindern und Jugendlichen, die in einem Hyperarousal sind und im Alltag kaum zur Ruhe kommen, biete ich an, Mandala-Vorlagen für eine Woche zu bekommen und als Hausaufgabe jeden Tag ein Mandala auszumalen. In den Sitzungen danach werden die Erfahrungen reflektiert: Wie war das für dich? Hat es dir geholfen, zur Ruhe zu kommen? Hat es dich eher gestresst und war die Aufgabe zu groß *(»Ein ganzes Mandala jeden Tag ist zu viel …«)*? Oder hat das Kind nun Interesse an Mandalas gewonnen und gestaltet nun seine eigenen?

Es kann auch sein, dass ein Kind noch nie Zugang zu kreativen Medien hatte und mit *Freestyle*-Zeichnen überfordert wäre. Hier kann das Ausmalen von Vorlagen ein guter Start in die Welt der Kreativität sein.

Ziel der Übung:

Orientierung im Hier und Jetzt, Beruhigung, Fokussierung lernen

Altersgruppe:

Ab dem Kindergartenalter, für Kinder, Jugendliche und Erwachsene geeignet; im Einzel- und Gruppensetting möglich

Zeitdauer:

Je nach Bedarf oder als »Hausaufgabe« täglich ein Mandala ausmalen

Material:

Blöcke mit Mandala-Vorlagen

Anleitung:

Das Ausmalen von Mustern in gleichmäßiger, wiederholender Weise hat eine beruhigende Wirkung auf das Nervensystem und reduziert nachweislich den Stresspegel. Die Konzentration auf Farben und Formen bietet zudem eine kleine Atempause und Ablenkung vom Stress des Alltags.

10.2 Übungen zur Ressourcenentwicklung

Ressourcenübungen sind ein zentraler Bestandteil der traumafokussierten Psychotherapie. Sie dienen dem Ziel, die Selbstwirksamkeit zu fördern und ein Gefühl von Kompetenz und innerer Sicherheit zu erzeugen. Kinder nach ihren Ressourcen, Fähigkeiten und Talenten zu fragen, führt bei ihnen zu einer eher kraftvollen Haltung. Diese Sichtweise kann dazu beitragen, dass man sich stärker und selbstbestimmter erlebt, anstatt sich schwach, hilflos und bedürftig zu fühlen: *»Ich möchte zeigen, was ich (schon) kann und weiß! Und meine Kraft, meine Fähigkeiten und mein Wissen haben mir geholfen, den bisherigen Weg zu bewältigen.«*

Die Übungen sind auch außerhalb einer EMDR-Therapie zu nutzen, dann jedoch **ohne die Anwendung der bilateralen Stimulation!**

Übung 6: Wohlfühlort mit kleinem Kuscheltier als Erinnerung

Sie finden hierzu eine Übung als Audio-Download unter www.klett-cotta.de/lempertz-emdr-kinder.

Das Konzept des **Wohlfühlorts** beschreibt einen Raum, unabhängig davon, ob er physisch oder mental ist, in dem sich eine Person geborgen, entspannt und sicher fühlt. Es ist ein Ort, an dem man Ruhe findet, sich wohlfühlt und »bestimmen« kann, wer dort sein darf und wer keinen Zugang zu diesem Ort erhält. Ein Ort, an dem ich die *Bestimmerin* bin! Sei es ein realer Ort wie das eigene Zuhause oder ein fiktiver Ort, den man sich vorstellt. Solche imaginierten Orte können dazu beitragen, in stressigen Situationen ruhig zu bleiben oder sich emotional zu stabilisieren.

> **Cave:** Es gibt Kinder und Jugendliche, für die die Aufgabe, einen *Wohlfühlort* zu imaginieren, schon oder noch zu schwierig und überfordernd ist: Dann ist die Suche nach einem ***Wohlfühlmoment*** der erste Schritt!

Ziel der Übung:

Das eigene Wohlbefinden fördern, die Fähigkeit zur Entspannung aufbauen und/oder verstärken. Selbstwirksamkeit erleben

Altersgruppe:

Ab dem Kindergartenalter, für Kinder, Jugendliche und Erwachsene geeignet; im Einzel- und Gruppensetting möglich

Zeitdauer:

Ca. 10 bis 20 Minuten

Anleitung:

»Stelle dir bitte mal einen Ort vor, an dem du dich ganz wohl und entspannt fühlst. Einen Ort, an dem nur du bestimmst, wer dort sein darf und wer nicht. Wie könnte dieser Ort aussehen? Was würdest du dort tun? Gäbe es etwas zu trinken oder zu essen da? Was wäre dort, was für dich wichtig und gut wäre … Wenn du dir das jetzt vorstellst, wie würdest du da sein? Und wenn du bei dieser Vorstellung einmal ganz in den Moment, an diesen Ort gehst: Was spürst du jetzt im Körper? Stelle dir vor, die Stelle in deinem Körper, wo du das Wohlfühlen spürst, würde vielleicht kurz leuchten oder aufblitzen oder sich sonst irgendwie bemerkbar machen – welche Stelle wäre das? Und wie fühlt sich diese Stelle an? Stelle dir bitte deinen Wohlfühlort nochmal vor, spüre zu der Wohlfühlstelle hin und mache gemeinsam mit mir diese Bewegung (BLS mit Butterfly-Hug). Was spürst du nun? Ist alles gleichgeblieben? Ist das Gefühl im Körper kleiner oder stärker geworden? Das hast du prima gemacht … bitte versuche jetzt, deinen Wohlfühlort zu zeichnen – ich helfe dir gerne, falls du Hilfe brauchst.«

Im Anschluss daran kann das fertige Bild gemeinsam betrachtet und – falls gewünscht – dem Kind eine Kopie seines Wohlfühlorts mitgegeben werden. Zur Verankerung des positiven somatischen Markers bezüglich des Wohlfühlorts kann man dem Kind eventuell ein kleines Kuscheltier für die Hosentasche mitgeben und sagen: *»Dieses kleine Kuscheltier erinnert dich immer, wenn du es spürst, an deinen Wohlfühlort!«*

Material:

Ein *Ankergegenstand*, der beruhigend wirkt und mitgenommen werden kann, z. B. ein kleines Kuscheltier als Erinnerung für die Hosentasche

Übung 7: Ressourcenbild[1]

Ziel der Übung:

Bei der Übung **Das Ressourcenbild** geht es darum, Kontakt zu seinen inneren Kraftquellen und Fähigkeiten herzustellen und diese zu Papier zu bringen. Es soll ein Bild gestaltet werden, das einen Teil des inneren und individuellen Reichtums eines Menschen zum Ausdruck bringt und ein Kapitel seiner persönlichen Geschichte erzählt. Geeignet ist diese Übung für Groß und Klein, sie erfordert keine besonderen künstlerischen Fähigkeiten.

Häufig schaut man bei sich und auch seinen Mitmenschen auf das, was nicht so gut klappt, was noch verbessert werden könnte, auf etwas, das noch nicht entwickelt oder gelernt wurde. Hier, bei dieser Übung, denken wir genau andersherum und schauen auf das, was wir können, woran wir Spaß haben und was möglicherweise eine sehr individuelle, schöne, bereichernde oder auch lustige Fähigkeit ist. Dabei erfolgen eine gezielte Ermutigung und Aufforderung, bescheidene Zurückhaltung abzulegen und sich und seine Fähigkeiten wertzuschätzen.

Altersgruppe:

Ab zwei Jahren, für Kinder, Jugendliche und Erwachsene geeignet; im Einzel- und Gruppensetting möglich

Zeitdauer:

10 bis 30 Minuten

Material:

Papier und Buntstifte

Anleitung für die Arbeit mit Kindern ab ca. zwei Jahren, über das Kindergartenalter bis hin zum Schulalter:

»Für diese Übung brauchst du ein großes Blatt Papier, Buntstifte und vielleicht auch jemanden, der dir ein bisschen helfen kann. Und nun überlege einmal, was du alles schon kannst, was du gerne machst und wobei du so richtig Spaß hast und dich wohlfühlst oder stolz bist …«

---

1 Diese Übung wurde mit freundlicher Genehmigung des Junfermann Verlags übernommen aus Rost, C. (Hrsg.), Ressourcenarbeit mit EMDR – neue Entwicklungen, S. 66–69.

Beispielfragen für kleinere Kinder könnten sein:
»Kannst du dich schon alleine anziehen? Z. B. alleine eine Hose oder ein T-Shirt anziehen? Dann male doch bitte einmal deine Hose und dein T-Shirt oder deinen Pullover. Falls du keine Hose usw. zeichnen kannst, helfe ich dir: Du sagst mir, welche Farbe sie haben soll und ob ich sie so richtig male ... sollen wir die Kleidung malen, die du gerade anhast?

Kannst du deine Schuhe alleine anziehen? Dann male doch bitte deine Schuhe ...

Kannst du dir schon alleine die Zähne putzen? Die Haare kämmen? Dann male bitte deine Zahnbürste, welche Farbe hat sie? Und dann deinen Kamm oder deine Bürste ...

Kannst du schon auf einem Bein stehen? Dann malen wir jetzt eine Figur, die auf einem Bein steht ... schau mal, das bist du ....

Kannst du Tiere füttern oder streicheln? Was ist dein Lieblingstier? Bitte male ... ich helfe dir gerne. Welche Farbe hat das Tier? Wie ist das Fell? Flauschig oder dick oder glatt?

Falls dir noch weitere wichtige Sachen einfallen, sage es mir bitte, ich werde versuchen, es genau nach deiner Beschreibung zu malen, und du musst mir sagen, ob es so stimmt.

Wir malen so viele Sachen auf das Blatt, bis es ganz voll ist. Wir malen alles groß und farbig, so dass wir gut erkennen können, was es bedeutet! Wenn das Bild fertig ist, schauen wir es gemeinsam an.«

Währenddessen beschreibt die Therapeutin alles, was auf dem Bild zu sehen ist. *»Das sind ja ganz schön viele Sachen, die du schon gelernt hast und kannst ... wie geht es dir, wenn du das alles siehst?«* Das Kind wird aufgefordert, sich alles während der Beschreibung anzuschauen und die Hände über der Brust zu überkreuzen. Es soll ein langsames, abwechselndes, selbstständiges Klopfen in Form einer Schmetterlingsumarmung, des sogenannten Butterfly-Hug, beim Betrachten des Bildes ca. sechs- bis achtmal erfolgen. Die Therapeutin macht diese Übung gemeinsam mit dem Kind, um das Tempo vorzugeben. Wichtig ist, sich bei der Übung viel Zeit zu lassen, dem Können und den Fähigkeiten und Vorlieben des Kindes viel Raum zu geben, damit sich die Ressourcen innerlich im Kind und äußerlich im Kontakt mit der Therapeutin ausbreiten können.

Beispielfragen für Jugendliche und Erwachsene könnten sein:
»Was kannst du bzw. können Sie so richtig gut? Kochen, backen, die Wohnung jahreszeitlich dekorieren, mit Freunden Quatsch machen ... Welches Hobby übst du aus? Welche Tätigkeit gelingt dir bzw. Ihnen richtig gut und macht Spaß? Gartenarbeit wie Rasen mähen, Aufräumen, Auto waschen, Haustiere versorgen ... Was machst du bzw.

machen Sie richtig gerne? Lesen, Fahrradfahren, Malen, PC-Spiele spielen ... Bitte male oder skizziere alles.«

Anleitung für alle:

»Versuche bzw. versuchen Sie bitte mindestens fünf Dinge zu finden und male bzw. malen Sie sie groß und in Farbe auf das Blatt. Wenn dein Bild fertig ist, schaue es dir mit aller Zeit, Ruhe und Gelassenheit an ... ohne kritische Bewertung ... alles ist gut so, wie es ist. Atme bzw. atmen Sie tief ein und aus ... in deinem bzw. Ihrem Rhythmus. Während du auf das Bild schaust, überkreuze bitte deine Arme über der Brust und klopfe sanft abwechselnd auf die rechte und linke Schulter, ganz langsam, vier- bis sechsmal, so wie ein Schmetterling seine Flügel bewegt. Schaue auf das Bild und spüre gleichzeitig nach innen in deinen Körper ... wo taucht bei dieser Übung ein angenehmes Gefühl im Körper auf? Im Kopf oder Bauch oder den Beinen ... alles ist möglich und vollkommen okay. Schaue jetzt nochmal auf dein Ressourcenbild, spüre das angenehme Gefühl im Körper ... lass es sich innerlich ausbreiten, so dass es in jeder Zelle deines Körpers ankommt. Ebenso kann das Wissen über die Dinge, die du gerade gemalt hast, in jeder Zelle deines Körpers ankommen ...«

Mögliche Nebenwirkung:

Das Kind gerät unter Stress, weil ihm nichts einfällt. Dann ist eine wohlwollende Unterstützung notwendig, ggf. auch das Angebot von Therapeutenseite, eigene kleine, positive Erlebnisse exemplarisch aufzuzählen.

Übung 8: Sternstunden

Ziel der Übung:

Ressourcenvolle Situationen zu erfragen, die von »Ruhm«, Lob, Freude gekennzeichnet sind

Altersgruppe:

Ab dem Lesealter, für Kinder, Jugendliche und Erwachsene geeignet; Kinder sollen schreiben und lesen können.

Zeitdauer:

10 bis 20 Minuten

Material:
Kleine, selbstklebende Zettel, vorzugsweise in Sternform, eine Wand oder ein Flipchartbogen an der Wand

Anleitung:
»In Amerika, in Hollywood, gibt es einen Weg, der an berühmte Persönlichkeiten aus Film, Fernsehen, Musik, Theater und Rundfunk erinnert. Der Weg ist mit Sternen gekennzeichnet, die auf einem Bürgersteig fest zementiert sind. Das ist der »Walk of Fame«, d. h. der Weg des Ruhmes, und auf den Sternen stehen die Namen von berühmten Schauspielerinnen und Schauspielern.

Heute möchte ich mit dir eine Wand gestalten, auf der wir beide all deine Erlebnisse sammeln und anschauen können, die du heute noch toll findest, die dir heute noch Freude machen, auf die du stolz bist. Was hast du z.B. schon alles in deinem Leben gelernt?«

Eventuell sollte mit den einfachen, basalen Dingen wie Laufenlernen, Sprechenlernen usw. begonnen werden, um ein *Warm-up* einzuleiten. Es werden großzügig Zettel beschriftet, so dass die Wand oder der Flipchartbogen voll wird.

Wenn keine neuen Ideen kommen, wird das Kind aufgefordert, ein Stück zurückzugehen und sich die Sternstunden in Ganze anzuschauen, während Sie als Therapierende die Ereignisse vorlesen. Anschließend fragen Sie: *»Wie gefällt dir das? Wie findest du das? Wie geht's dir beim Anblick deiner Sternstunden?«* Fordern Sie das Kind auf, sich die Wand nochmals anzuschauen, jeden Zettel wahrzunehmen und in den Körper hinein zu spüren. *»Was spürst du jetzt im Körper?«* Bitten Sie das Kind, beim Betrachten der Wand langsame BLS per Butterfly-Hugs durchzuführen und nochmals in den Körper hinein zu spüren. Bei positivem somatischem Marker wiederholen Sie die BLS nochmals. Zum Abschluss kann das Kind ein Handyfoto von seiner *Wall of Fame mit den persönlichen Sternstunden* bekommen, oder Sie fotografieren die Wand und geben dem Kind eine Kopie, ggf. auch eine Fotografie mit einer Sofortbildkamera.

Wirkung:
Freude, Stolz, Steigerung des Selbstbewusstseins, Erleben von Selbstwirksamkeit, Spaß; der Transfer in den Alltag ist möglich und erwünscht, z. B. ein Foto der Wall of Fame im eigenen Zimmer aufhängen.

Mögliche Nebenwirkung:
Das Kind gerät unter Stress, weil ihm nichts einfällt. Dann ist eine wohlwollende Unterstützung notwendig, ggf. auch das Angebot von Therapeutenseite, die Übung mitzumachen und eigene positive Erlebnisse exemplarisch aufzuzählen.

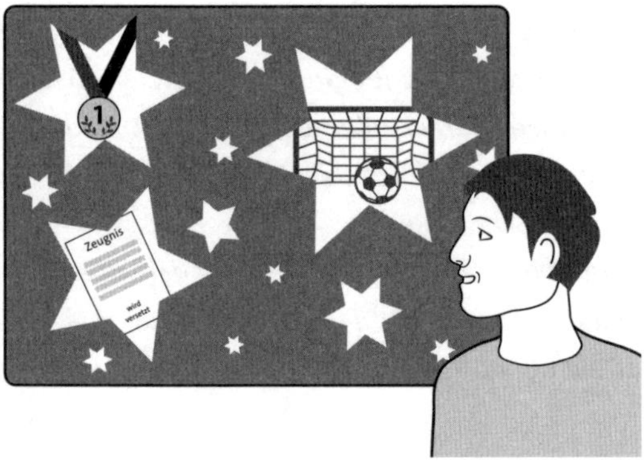

Abb. 10-1: Sternstunden

Übung 9: Das perfekte Role-Model für ...

Als **Rollenmodell** wird eine Person oder Figur bezeichnet, an der sich jemand orientiert – sei es in Bezug auf Verhalten, Einstellungen oder den Umgang mit Herausforderungen. Rollenmodelle spielen eine bedeutende Rolle in Lern- und Veränderungsprozessen, da sie eine konkrete Vorstellung davon vermitteln, wie ein gewünschtes Verhalten aussehen kann.

In der Psychotherapie kann die Identifikation mit positiven Vorbildern helfen, Eigenschaften zu fühlen oder Verhaltensweisen auszuprobieren, die man selbst entwickeln möchte.

Ziel der Übung:
Selbstwirksamkeit und positive Anteile fördern

Altersgruppe:
Altersangepasst ab dem Kindergartenalter, für Kinder, Jugendliche und Erwachsene geeignet

Zeitdauer:
10 bis 20 Minuten

Anleitung:
»Manchmal befinden wir uns in Situationen, z. B. vor Prüfungen oder am ersten Tag in einer neuen Gruppe, in denen wir uns wünschen, Fähigkeiten zu haben, die helfen könnten, dass die Situation leichter zu bewältigen ist – beispielsweise stärker, mutiger oder gelassener zu sein ... Welche berühmte Person findest du richtig gut? Welche Person oder auch Comicfigur ist manchmal ein bisschen so, wie du gerne wärest? Wenn du jetzt an solch eine herausfordernde Situation denkst, wer von diesen Personen oder Figuren hat genau die Fähigkeiten, die du brauchen könntest?«

Hier könnte eine Figur oder Person aus der Lebenswelt des Kindes genannt werden: Was würde *Pippi Langstrumpf* wohl sagen? Wie würde *Beyoncé* den Raum betreten? Was würde *Harry Potter* tun? Wie würde *Cristiano Ronaldo* reagieren? Was würde *Superman* tun? Und wie würde sich *Hulk* verhalten?

»Stelle dir vor, du würdest dein inneres Role-Model aktivieren und etwas von ihrer oder seiner Fähigkeit haben ... Wie wäre das? Stelle dich doch einmal hin und stehe oder gehe so wie XY ... Wie fühlt sich das an? Wie ist das für dich?«

Bei einer positiven Rückmeldung sollte dieses Gefühl verstärkt und im Körper mit langsamen BLS intensiviert und verankert werden (z. B. Hand aufs Herz legen), eventuell könnte ein Foto der Person oder Figur als Reminder ins Schulmäppchen gelegt oder ein Bild zu Hause aufgehängt werden.

Übung 10: Ich habe eine Idee

Im Alltag gibt es die Redewendung *»Mir ist ein Licht aufgegangen«*, d. h., ich habe etwas erkannt oder verstanden. Wenn man etwas erkennt, wird es plötzlich hell – ähnlich wie beim Betreten eines dunklen Raumes und dem Einschalten des Lichtes. Solche Licht-Momente können in der Psychotherapie gezielt angeregt werden.

Ziel der Übung:
Die Richtung des Denkens ändern, Raum für neue Gedanken schaffen

Altersgruppe:
Ab dem Kindergartenalter, für Kinder, Jugendliche und Erwachsene geeignet

Zeitdauer:
5 bis 10 Minuten

Material:
Eine kleine Glühbirne oder eine Taschenlampe

Anleitung:
»Manchmal verstehen wir etwas nicht und finden keine Lösung für ein kleines oder auch großes Problem. Dann ist es so, als ob wir im Dunklen stehen und nicht wissen würden, wie und wo es weitergeht … Für welches Thema oder Frage oder Problem würdest du dir jetzt mehr Klarheit oder eine Lösung wünschen? (Antwort des Kindes abwarten) *Stelle dir nun vor, dass du jetzt – wenn ich dieses Licht hier anknipse (oder die Taschenlampe über deinem Kopf einschalten würde) – plötzlich eine gute Idee hast! Eine Idee, die dir hilft, dass etwas ein bisschen besser wird … dass du etwas besser verstehst … dass du einen ersten Schritt hin zu einer Veränderung, zu etwas Neuem machen kannst … Wie fühlt es sich an, mehr zu sehen oder eine neue, hilfreiche Idee zu haben …? Was bedeutet das nun für deine Wirklichkeit? Was könntest du jetzt tun? Was kannst du angehen …?«*

Die neue Einsicht sollte ggf. mit langsamer BLS verstärkt werden.

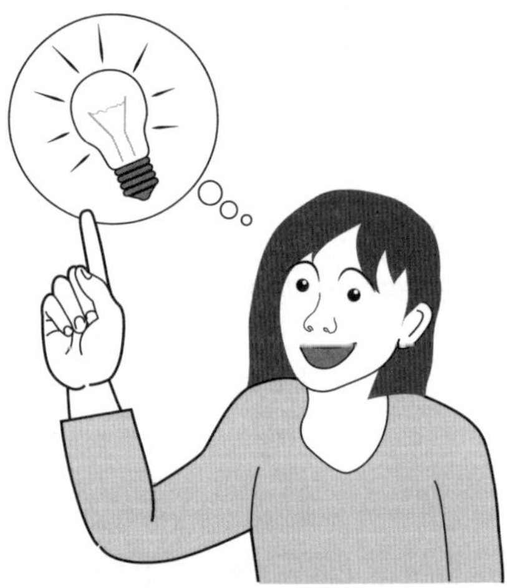

Abb. 10-2: Ich habe eine Idee (mir geht ein Licht auf)

Übung 11: Momente im Marmeladenglas

Eine kraftvolle Methode zur Selbstfürsorge besteht darin, angenehme und positive Lebensmomente zu sammeln. Dies hilft dabei, das Gehirn auf Sicherheit, Verbindung und Freude zu konditionieren. Besonders wichtig ist diese Übung für Menschen, deren Nervensystem oft in Alarmbereitschaft ist.

Ziel der Übung:
Schöne Momente erfragen, kreieren und mit langsamer BLS verstärken

Altersgruppe:
Ab dem Kindergartenalter, für Kinder, Jugendliche und Erwachsene geeignet; Kinder, die noch nicht schreiben und lesen können, kann die Möglichkeit gegeben werden, die Momente zu skizzieren oder eine Farbe dafür auszuwählen.

Zeitdauer:
20 bis 30 Minuten

Material:
Kleine Zettel, kleine Marmeladengläser oder Ähnliches

Anleitung:
»Du kennst ja sicherlich Pippi Langstrumpf. Sie ist ein lustiges Mädchen, das sehr stark ist, häufig lustige, manchmal etwas verrückte Ideen hat … Eine – wie ich finde – tolle Idee möchte ich dir jetzt vorstellen. Pippi Langstrumpf überlegte sich, wie man schöne Momente länger halten oder aufbewahren könnte … Sie hatte dann die Idee, immer dann, wenn sich ein schöner Moment einstellte, etwas Luft von diesem Moment in einem Marmeladenglas einzufangen, schnell den Deckel zu schließen und auf das Glas zu schreiben, was das für ein Moment war. Nun möchte ich gerne mit dir schauen, welche Momente es in der Vergangenheit gab, in denen es gut gewesen wäre, sie einzufangen. Wir können das vielleicht noch nachträglich tun … wenn du mir nun etwas von diesen Momenten erzählst. Ich habe hier ein kleines Marmeladenglas, mit dem wir das ausprobieren können. Falls dir viele Dinge einfallen, können wir das alles aufschreiben und ggf. die Marmeladengläser dazu malen und ausschneiden.«

Anschließend fragen Sie: *»Wie gefällt dir das Marmeladenglas? Wie geht's dir beim Anblick der vielen schönen Momente? Was spürst du jetzt im Körper?«* Bitten Sie das Kind, beim Betrachten der Wand langsame BLS per Butterfly-Hugs durchzuführen und nochmals in den Körper hinein zu spüren. Bei positivem somatischem Marker wiederholen Sie die BLS nochmals. Zum Abschluss kann das Kind ein leeres Glas für den nächsten, zukünftigen schönen Moment bekommen. *»Es werden noch viele Gläser im Laufe deines Aufwachsens dazukommen …«*.

Wirkung:
Freude, Stolz, positive und neugierige Haltung bezüglich der Zukunft

Mögliche Nebenwirkung:

Das Kind gerät unter Stress, weil ihm nichts einfällt. Dann ist eine wohlwollende Unterstützung notwendig, ggf. auch das Angebot von Therapeutenseite, eigene positive Momente exemplarisch aufzuzählen UND den aktuellen Moment in der Sitzung zu verbessern und aufzuschreiben: *»Was würdest du jetzt gerne tun? In der Hängematte schaukeln? Ein Spiel spielen? Etwas malen? Singen oder tanzen?«*

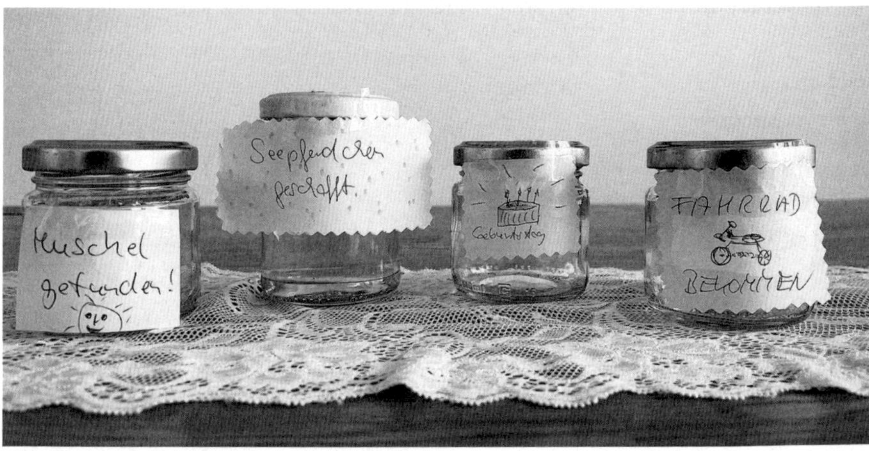

Abb. 10-3: Marmeladengläser, © Lempertz, 2025

Übung 12: Flüsterpost von Neuron zu Neuron

Durch Entspannung wird der Spiegel von Stresshormonen wie Cortisol und Adrenalin gesenkt, man fühlt sich ruhiger und gelassener. Stress, Angst oder permanente Aufregung und Unsicherheit können zudem zu muskulären Anspannungen und Schmerzen führen. Ein entspannter Körper zeigt dem Nervensystem an, dass eine eventuelle »Bedrohung oder Gefahr« vorüber ist.

Ziel der Übung:

Entspannungsfähigkeit aufbauen, positiven somatischen Marker im Körper entdecken, Ausbreitung von körperlichem Wohlbefinden unterstützen

Altersgruppe:

Ab dem Kindergartenalter, für Kinder, Jugendliche und Erwachsene geeignet

Zeitdauer:

Ca. 10 Minuten

Material:
Foto eines Neurons oder ein Neuron-Kuscheltier

Anleitung:
»Heute möchte ich dich zu einer kleinen Entspannungsübung einladen, bei der diese Nervenzelle, auch Neuron genannt, eine ganz wichtige Rolle spielt … Mache es dir einmal ganz gemütlich, im Sitzen oder Liegen oder in der Hängematte … Schließe die Augen oder schaue auf einen Punkt vor dir auf den Boden (beim Sitzen) *oder an die Decke* (beim Liegen). *Konzentriere dich auf deinen Atem … Beim Einatmen heben sich deine Bauchdecke und dein Brustkorb ein wenig, beim Ausatmen sinken sie wieder … Verfolge das Ein- und Ausströmen der Luft … es geschieht ganz von selbst, in deinem Rhythmus … Mit jedem Ein- und Ausatmen lockerst du dich mehr und mehr … und schaue mal, wo im Körper bei dieser Vorstellung ein angenehmes Gefühl auftaucht. Vielleicht gibt es dort eine kleine, winzige Nervenzelle, die sich nun, bei dieser Übung, locker, gelöst und richtig angenehm anfühlt … Wo könnte das sein? Spüre mal dort-*

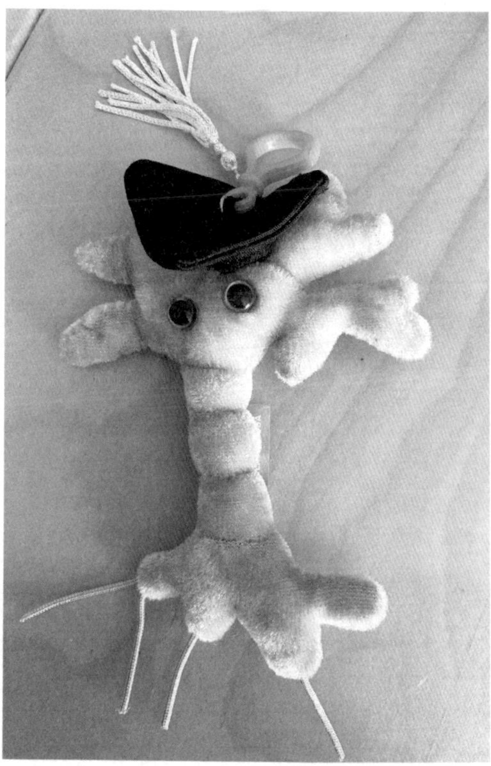

Abb. 10-4: Neuron-Kuscheltier, © Lempertz, 2025

hin ... Stelle dir jetzt vor, dass von dieser Stelle aus diese kleine Nervenzelle eine ***Flüsterpost*** *starten würde: Sie würde der nächsten Zelle in der Nachbarschaft mitteilen, wie wohl, locker und angenehm warm sie sich fühlt und dass die nächste Zelle das auch einmal ausprobieren sollte ... Ein- und ausatmen, den Körper locker werden lassen ... Stelle dir vor, wie diese Botschaft über die Flüsterpost durch deinen ganzen Körper weitergegeben wird! Komme jetzt wieder zurück mit deiner Aufmerksamkeit, strecke dich, räkele dich, vielleicht musst du auch gähnen. Wo im Körper hat bei dir die Flüsterpost gestartet? Wie fühlst du dich jetzt? Wenn du diesem Neuron, das sich so wohlgefühlt hat, einen Namen geben könnest: Wie würde es heißen? Dieses Neuron ist immer da, und du kannst die Flüsterpost immer starten, wenn dir danach zumute ist.«*

Übung 13: WWW – What Went Well?

Die Abkürzung WWW kennen wir ursprünglich als Abkürzung für das *World Wide Web*. Bei dieser Übung wird eine andere Bedeutung dafür vorgeschlagen: **W**hat **W**ent **W**ell? »Was ist gut gegangen?«

Ziel der Übung:

Fokus auf Positives, eine klassische Frage zur Reflexion formulieren, um positive Aspekte einer Erfahrung, Aufgabe oder meines bisherigen Lebens zu erkennen: Was habe ich geschafft? Was ist mir gut gelungen? Wofür bin ich dankbar? Worüber freue ich mich?

Altersgruppe:

Für Kinder, Jugendliche und Erwachsene geeignet

Zeitdauer:

10 bis 20 Minuten

Material:

Papier, ggf. Flipchartbogen und Stift

Anleitung:

»Stelle dir einmal vor, du könntest dich und alles, was du bisher erlebt hast, mit einer Speziallupe betrachten. Diese wäre die WWW-Lupe – sie würde nur die Sachen finden und zeigen, die gut waren und gut sind: Erlebnisse, Freundschaften, Situationen, Zeiten, Orte.

- *Wann warst du sehr aufgeregt, hattest vielleicht sogar Angst, und alles ist trotzdem gut ausgegangen?*
- *Konntest du dich schon einmal für etwas motivieren, wozu du eigentlich keine Lust hattest?*
- *Hast du Schwierigkeiten oder Herausforderungen erfolgreich überwunden?*
- *Wo warst du mutig und wo hat sich dein Mut wirklich gelohnt?*
- *Gibt es Dinge, die du nach diesen Erfahrungen anders siehst?*

Was würde dir dazu einfallen? Lass uns gemeinsam überlegen und mindestens eine Top-Ten-Liste erstellen, also mindestens zehn Sachen finden und notieren.«

So sollten die Dinge aufgeschrieben werden, die das Kind benennt. Schreiben Sie sie ggf. groß auf einen Flipchartbogen auf und geben Sie den positiven Erfahrungen Raum und Sichtbarkeit.

Wirkung:

Freude, Überraschung, kurze Irritation im Denken und Fühlen, positive Lernerfahrung, Erleben von Selbstwirksamkeit, Spaß

Übung 14: Wolkenpost

Die besten Einfälle kommen oft, wenn wir es gar nicht erwarten ... einfach so, ohne Anstrengung tauchen manchmal gute Ideen auf und vielleicht auch Lösungen für eine Frage, auf die wir schon lange eine Antwort suchen ... Die Antwort kann vielleicht auch in den Wolken stehen?

Ziel der Übung:

Entspannung, Kontrolle der Gedanken etwas reduzieren, Offenheit für Neues schaffen

Altersgruppe:

Ab dem Kindergartenalter, für Kinder, Jugendliche und Erwachsene geeignet

Zeitdauer:

10 bis 20 Minuten, je nach Alter

Ort:

Im Freien, sitzend auf einer Bank oder liegend auf einer Wiese

Anleitung:

»Ich möchte dich zu einem kleinen Experiment einladen. Bei einem Experiment weiß man nie so genau, was am Ende dabei herauskommt ... lassen wir uns überraschen! Stelle dir vor, du würdest dir die Wolken im Himmel anschauen, ihre verschiedenen Formen und auch Farben ... Manche Wolken sehen aus wie kleine Kissen, manche Wolken wie ein Schleier, manche Wolken wie kleine Schäfchen ... manche Wolken bewegen sich ganz langsam, ziehen sich bei ihrem Schweben immer weiter auseinander ... manche Wolken stehen regungslos am Himmel.

Je länger du die Wolken anschaust, umso mehr nimmst du ihre unterschiedlichen Formen wahr ... Stelle dir nun vor, die Wolken würden dir eine versteckte Botschaft senden ... Dies kann ein Wort oder eine Figur sein ... Einige Wolken scheinen sich nun langsam zu einer Botschaft zusammenzuziehen ... Welches Wort oder welche Figur oder Form ist erkennbar ...? Welche Bedeutung hat das für dich?

Löse dich nun langsam von dem Wolkenhimmel und komme wieder zurück, hier zu uns. Wie geht es dir? Möchtest du das Wort aufschreiben oder die Figur, die du gesehen hast, malen? Welche Botschaft nimmst du mit? Was hat dir an dieser Vorstellung gutgetan und gefallen?«

Wirkung:

Freude, eine andere und neue Perspektive einnehmen

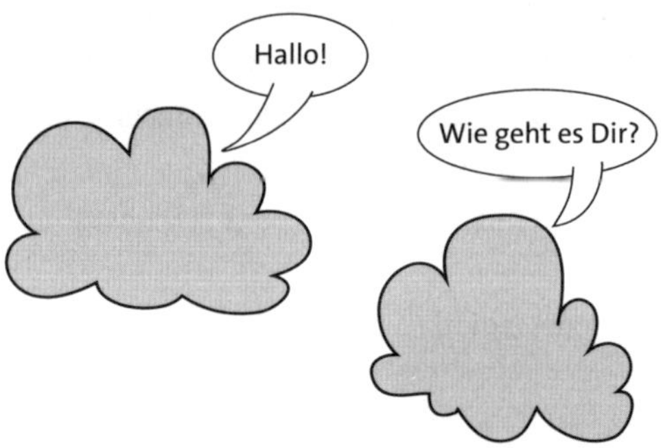

Abb. 10-5: Hallo! Wie geht es dir?

Übung 15: Im Feenwald

Sich etwas *wünschen zu dürfen* ist schön, und es gibt Menschen die Freiheit und *Erlaubnis*, Träume, Wünsche und Ziele zu formulieren, ohne sich sofort von Zweifeln oder Ängsten bremsen zu lassen. Diese Übung ist gut geeignet bei Ängsten, Befürchtungen oder vor herausfordernden Situationen.

Ziel der Übung:

Wünsche formulieren, sich das Wünschen erlauben

Altersgruppe:

Ab dem Kindergartenalter, für Kinder, Jugendliche und Erwachsene geeignet

Zeitdauer:

10 bis 20 Minuten, je nach Alter

Material:

Eine runde Holzscheibe, ein Holzbrett oder Bild von einer Holzscheibe oder Ähnliches

Anleitung:

»Stelle dir vor, du würdest durch einen wunderschönen Feenwald spazieren, mit grünen Bäumen, bunten duftenden Pflanzen, singenden Vögeln, und ab und zu würdest du auch kleine Feen umherfliegen sehen. Die Feen hätten die Farben von einem Regenbogen, jede Fee in einem anderen glitzernden Feenkleid ... alle mit einem kleinen Zauberstab. Stelle dir nun vor, die Feen würden dich auffordern, in eine bestimmte Richtung durch den Feenwald zu gehen, immer kleinen bunten Steinen folgend, zu einer kleinen Lichtung, wo es hell und wunderschön ist. In der Mitte der Lichtung, an dieser Stelle, an der weniger Bäume, dafür mehr Gras und Blumen sind, zeigen sie dir eine große Baumscheibe ... mit einem Handabdruck darauf. Die Feen erklären dir, dass das eine Stelle ist, an der Wünsche wahr werden und Sorgen vielleicht weniger werden können ... Lege die Hand auf die Baumscheibe und stelle dir vor, dass wie durch Zauberkraft die Sorge, die für dich jetzt am schlimmsten ist, weggenommen würde ... Lege deine Hand jetzt auf diese Holzscheibe (oder dieses Bild) und stelle es dir wirklich vor ... die Sorge wird immer kleiner, du spürst ein Kribbeln an deiner Hand ... die Sorge wird noch kleiner, sie ist nun nur noch so groß wie ein kleines Reiskorn ... Was spürst du bei der Vorstellung, dass die Feen dir mit ihrer Zauberkraft geholfen hätten ...? Wie wäre das, wenn die Feen die Sorge einfach mitgenommen und durch Glitzerstaub aufgelöst hätten ...?«

Wirkung:
Freude, einen anderen und neuen Blickwinkel einnehmen, Vertrauen in eine bessere Zukunft, Vertrauen, dass Sorgen auch wieder weggehen können

Mögliche Nebenwirkung:
Das Kind wird vielleicht traurig, weil es sich zum ersten Mal seiner Sorge bewusst wird. Dann sollten Sie darauf aufmerksam machen, dass das Bewusstwerden von einem Gefühl der erste Schritt zur Veränderung und eventuellen Lösung ist, und zusammen überlegen, wie der nächste Schritt aussehen könnte.

Text: »**Gib Deine Sorgen ab!**«

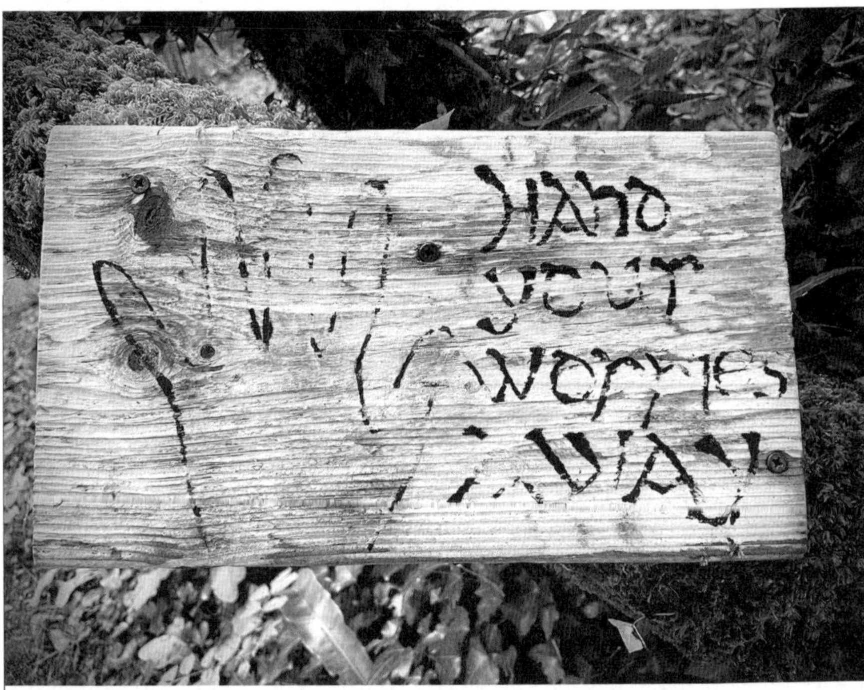

Abb. 10-6: Gib Deine Sorgen ab, © Lempertz, 2024

Übung 16: Einerseits und andererseits

Wendepuppen mit verschiedenen Gesichtern oder Emotionen gibt es in jedem Spielwarenladen oder im Versandhandel für therapeutisches Spielmaterial. Diese Kuscheltiere, wie z. B. eine Wendekrake, eignen sich für eine spielerische Übung zur Ressourcenfindung, die wir **Einerseits und andererseits** nennen.

Ziel der Übung:
Lösungsansätze entwickeln, Hoffnung kreieren

Altersgruppe:
Ab dem Kindergartenalter, für Kinder, Jugendliche und Erwachsene geeignet

Zeitdauer:
5 bis 15 Minuten, je nach Alter

Material:
Wendekuscheltier oder -puppe mit verschiedenen Gesichtsausdrücken

Anleitung:
»Du kennst vielleicht diese kleinen Kuscheltiere, die zwei unterschiedliche Gesichtsausdrücke haben. Auf der einen Seite zeigen sie ein fröhliches Gesicht, auf der anderen Seite ein ärgerliches oder trauriges Gesicht. Wenn du ein bisschen ärgerlich oder traurig bist ... was würde dir helfen, dass es dir wieder etwas besser gehen könnte. Schaue dir diese kleine Krake an: Was bräuchtest du, damit es für dich in dieser Stimmung (ärgerliches Gesicht zeigen) *wieder etwas besser* (Kuscheltier langsam wenden und das fröhliche Gesicht langsam erscheinen lassen) *würde?«* Das Kind kann die verschiedenen Emotionen selbst wenden ... Therapeutin kann dann nachfragen: *»Wie fühlst du dich bei dem Gedanken, dass es so ist (Smiley-Seite)? Wie wäre es, wenn es so richtig gut wäre ...?«*

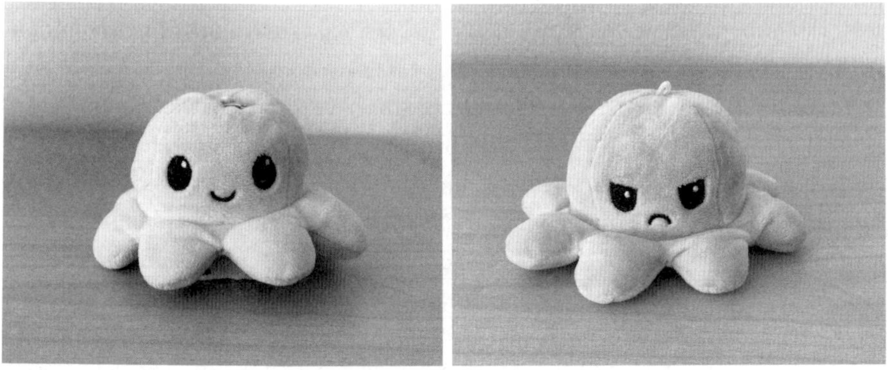

Abb. 10-7a und b: Wendekrake mit unterschiedlichen Emotionen, © Lempertz, 2025

Übung 17: Flaschenpost gefunden – Botschaft aus der Vergangenheit

Die Bedeutung einer Flaschenpost kann sowohl praktisch, romantisch als auch abenteuerlich sein. Sie wird häufig als Sinnbild für Fernweh, Hoffnung oder das Bedürfnis nach zwischenmenschlichem Kontakt genutzt. So auch in dieser Übung, um unbewusste Wünsche, Sehnsüchte und auch Hoffnungen zu erkennen.

Ziel der Übung:
Lösungsansätze entwickeln, Hoffnung kreieren

Altersgruppe:
Ab dem Kindergartenalter, für Kinder, Jugendliche und Erwachsene geeignet

Zeitdauer:
5 bis 15 Minuten, je nach Alter

Material:
Ggf. Papier, Ausdruck einer Briefvorlage »aus alten Zeiten«

Anleitung:
»Eine Flaschenpost besteht aus einer in eine Flasche gesteckten Nachricht, die ins Wasser geworfen wird, um eine unbekannte Empfängerin oder einen unbekannten Empfänger zu erreichen. Die Flasche könnte im Ozean treiben und an einem weit entfernten Ort landen, wo sie von jemandem entdeckt wird ... Stelle dir einmal vor, du würdest eine Flaschenpost am Meer oder einem Fluss finden ... Die Flasche ist vielleicht etwas schmutzig von außen, vielleicht mit kleinen grünen Algen oder auch mit kleinen, bunten Muscheln bedeckt ... das würde bedeuten, dass sie schon ganz schön lange im Wasser getrieben ist. Die Flasche ist fest mit einem Korken verschlossen, und durch das verwitterte alte Glas erkennst du einen Brief. Vorsichtig, etwas aufgeregt und mit zittrigen Händen würdest du die Flasche öffnen und den Brief behutsam herausziehen. Langsam faltest du den Brief auseinander, er ist scheinbar auf altem, vergilbtem Pergamentpapier – einem Papier, das vor Hunderten von Jahren benutzt wurde – geschrieben ... Auch wenn du zunächst denkst, die Schrift vielleicht nicht entziffern zu können, merkst du beim genauen Hinschauen, dass du den Text doch lesen kannst: ›Liebe/r ______________, ich grüße dich und freue mich sehr, dass du meinen Brief gefunden hast. Ich wohne in einem Land, in dem gute Ideen wachsen, Wünsche wahr werden und glückliche Zufälle geschehen. Mit diesem Brief möchte ich dich daran erinnern, dass das auch in deinem Land und in deiner Zeit möglich ist. Welche drei Wünsche hättest

du heute? Welchen Wunsch hast du für jetzt? Was wünschst du dir für dieses Jahr? Und was wünschst du dir für die nächsten Jahre ...?‹«

Nun können Sie dem Kind folgende Fragen stellen: *»Wie wäre es, wenn einer oder alle diese Wünsche wahr würden?«, »Was spürst du im Moment bei der Vorstellung ...?«, »Kannst du selbst etwas dazu beitragen?«, »Wenn die großen Wünsche noch nicht – oder vielleicht auch nie – Wirklichkeit werden können (z. B. auf einem Schloss wohnen), welche kleineren Wünsche (z. B. eine eigene Wohnung haben) könnten denn wirklich werden?«* Die Übung hilft bei der Entwicklung einer positiven Zukunftsvision, macht den gedanklichen Weg frei, eröffnet neue Horizonte und vermittelt Hoffnung.

Übung 18: Zeitreise: Botschaft aus der Zukunft

Mit der Vorstellung, eine Nachricht aus der Zukunft von seinem zukünftigen Selbst zu bekommen, lassen sich die Fähigkeit zur Selbstreflexion und das Entwickeln einer Zukunftsvision kombinieren.

Ziel der Übung:
Lösungsansätze entwickeln, Hoffnung und Zuversicht erleben

Altersgruppe:
Ab dem Schulalter, für Kinder, Jugendliche und Erwachsene geeignet

Zeitdauer:
5 bis 15 Minuten, je nach Alter

Material:
Leuchtstern

Anleitung:
»Stelle dir vor, du würdest eine Nachricht aus der Zukunft bekommen ... und zwar von deinem zukünftigen Selbst! Was würde dein zukünftiges Ich, dein future self, zu dir sagen? Es wäre älter, hätte ja schon mehr erlebt als du, hätte mehr Wissen und Erfahrungen ... Vielleicht könnte es dir etwas Ermutigendes, Weises oder sogar Warnendes mitteilen. Es wäre vielleicht etwas wie ›Hallo! Mir ist bewusst, dass es sich hin und wieder so anfühlt, als würdest du gegen Wände rennen oder nicht vorankommen – aber vertraue mir, du bist auf dem richtigen Weg. Die Schwierigkeiten, die du derzeit erlebst, werden dir die Stärke verleihen, die du in der Zukunft brauchen wirst. Du wirst immer

stärker (sicherer, größer, mutiger, selbstsicherer usw.). Sei geduldig mit dir selbst und genieße den Weg und treffe weise Entscheidungen: Gute Wahl bedeutet ein gutes Ende, ein gutes Ergebnis ... Wenn ich zu dir zurückblicke, bin ich erstaunt und auch sehr glücklich zu sehen, wie weit wir beide – du, mein jüngeres Ich, und ich, dein zukünftiges Ich – gekommen sind. Habe Selbstvertrauen! Ich glaube an dich.‹«

Zum Abschluss der Übung könnte man dem Kind etwas zur Verankerung der positiven Vision mitgeben, z. B. einen Leuchtstern, der sich durch Licht auflädt und im Dunklen eine Zeitlang leuchtet.

»Dieser kleine Stern soll dich an die Botschaft aus der Zukunft erinnern ... Viel Freude damit!«

Übung 19: Tea Time

Affektdifferenzierung ist die Fähigkeit, unterschiedliche emotionale Zustände zu identifizieren und zu benennen. Gefühle sind Signale unseres Körpers und der Schlüssel zu einem besseren Verständnis von uns selbst und unserer Umwelt. Gefühle zu unterdrücken oder zu ignorieren, vor allem wenn sie als unangenehm oder unangemessen empfunden werden, führt dazu, dass wichtige Signale ignoriert werden. Diese Übung hilft Kindern, ihre Gefühle »persönlich« kennenzulernen, Gefühle zu unterscheiden und ihre jeweilige Botschaft zu verstehen.

Durch den spielerischen Zugang verlieren selbst unangenehme Gefühle ihre Bedrohlichkeit, können differenziert und Schritt für Schritt integriert, d. h. angenommen werden.

Ziel der Übung:
Affektdifferenzierung

Altersgruppe:
Ab dem Kindergartenalter, für Kinder, Jugendliche und Erwachsenen geeignet

Zeitdauer:
20 bis 30 Minuten

Material:
Puppengeschirr

Anleitung:
»Wir haben ja schon über Gefühle gesprochen ... es gibt Gefühle, die wir mögen, und es gibt Gefühle, die wir nicht so gut aushalten können. Welche Gefühle magst du gerne? Welche Gefühle kennst du gut (z. B. Freude, Begeisterung oder Erleichterung)? Welche Gefühle magst du nicht so gerne, welche stören dich oder machen dich hilflos? (Traurigkeit, Wut, Scham, Verzweiflung). Stelle dir vor, wir würden einige Gefühle zu einer Teestunde einladen ... Welche Gefühle würdest du heute einladen wollen? Und welches Kuscheltier oder welche Figur könnte für das jeweilige Gefühl den Platz einnehmen?«

Geben Sie dem Kind die Möglichkeit, einige Gefühle an den Teetisch zu bitten und sich setzen zu lassen.

»Nun möchte ich deine Gefühle gerne kennenlernen: Guten Tag, Frau Wut, wo kommen Sie denn her? Wie alt sind Sie? Was ist Ihre Aufgabe bei XY (Name des Kindes)? *Haben Sie schon die Bekanntschaft mit den anderen Gästen gemacht ...?*

Daraufhin sollten Sie dem Kind jeweils Gelegenheit zum Antworten geben oder auch selbst Fragen stellen.

»Guten Tag, Herr Freude! Schön, auch sie kennenzulernen? Seit wann sind Sie bei XY öfter zu Besuch? Wie alt sind Sie? Wo leben Sie gewöhnlich? Und was ist Ihre Aufgabe bei XY?« Führen Sie das Gespräch eine Weile fort ... mit dem möglichen Ende: *»Es war*

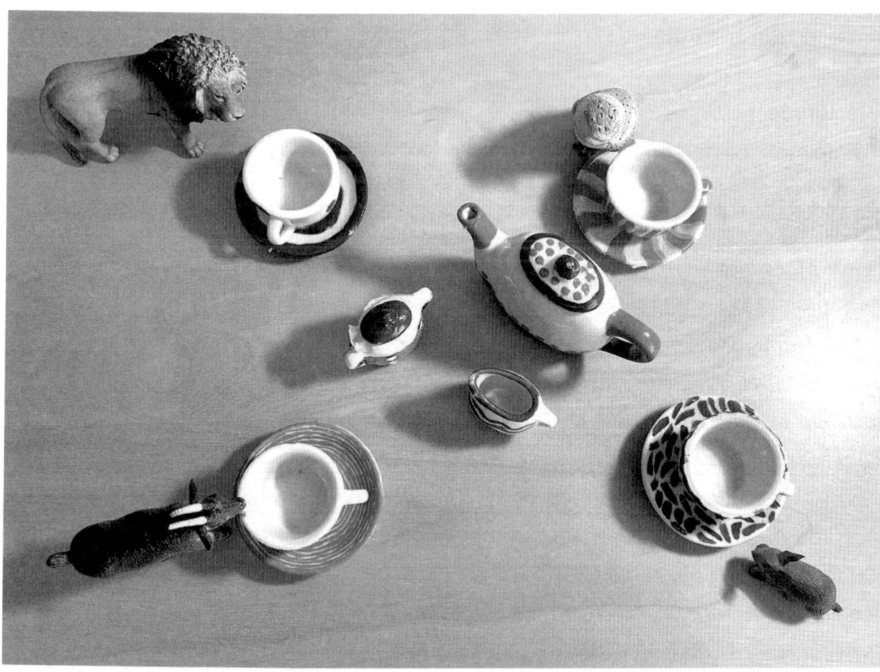

Abb. 10-8: Gefühle sind zur Tea Time geladen, © Lempertz, 2025

sehr schön, Sie alle kennenzulernen. Ich habe verstanden, dass jede und jeder von Ihnen eine wichtige Aufgabe hat und es gut ist, wenn Sie alle gut zusammenarbeiten. Vielleicht treffen wir uns nochmal? Und vielleicht kommen ja noch neue Gäste zu Besuch? Was denkst du dazu?« Mit diesen Fragen können Sie sich an das Kind wenden.

Übung 20: Mutmach-Hitparade bzw. Mutmach-Playlist

Eine neue Studie (Levy et al., 2024) zeigt, dass Menschen auf der ganzen Welt in Krisenzeiten, wie z. B. bei den COVID-19-Schließungen, Songtexte als emotionale Anker nutzen. Die Forscher fanden heraus, dass lyrische Themen – wie Verlust, Zugehörigkeit und Reflexion – bei der emotionalen Bewältigung eine weitaus größere Rolle spielen als die Harmonie der Musik oder das Tempo. Musik kann ein therapeutisches Potenzial haben, gerade bei Kindern und Jugendlichen. Selbst eine personalisierte emotionale Playlist zu eher traurigen Themen kann Mut machen und aktivieren und so therapeutisch unterstützend wirken.

Ziel der Übung:

Personalisierte Playlists erstellen, je nach Musikrichtung, um positive Gefühle zu verstärken, Trost zu spenden oder körperlich zu energetisieren, Stressabbau durch Singen und Tanzen fördern

Altersgruppe:

Für Jugendliche und Erwachsene geeignet

Anleitung:

»Viele Menschen berichten, dass sie mit Musik ihre aktuelle emotionale Verfassung verändern können. Wie wäre es, wenn du dir verschiedene Playlists zusammenstellst?

Eine ***Happy-Playlist*** *könnte Musik zur Stimmungsaufhellung enthalten: Diese Musik trägt dazu bei, schlechte Laune oder Stress zu vertreiben und positive Gefühle zu fördern. Ein Beispiel könnte das Lied ›Happy‹ von Pharrell Williams oder das Lied ›If you want to sing out …‹ von Cat Stevens sein.*

Eine ***Power-Playlist*** *könnte dazu verhelfen, Motivation und Mut zu schöpfen: bei sportlichen Aktivitäten, beim Aufräumen oder bei herausfordernden Aufgaben. Es gab einmal einen Film über einen Boxer, der für einen besonderen Kampf trainieren musste. In diesem Film rannte er immer eine lange, steile Treppe hinauf … und im Film wurde dazu eine sehr kraftvolle Musik gespielt (›Gonna fly now‹ von Bill Conti). Weitere kraftvolle Songs sind z. B. ›We Will Rock You‹ von Queen oder ›Roar‹ von Katy Perry.*

Es gibt auch Situationen, in denen es eher um emotionale Verarbeitung von Trauer oder Enttäuschung geht. Hier könnte eine ***Trost-Playlist*** *helfen, eigene Gefühle besser zu verstehen oder auszuleben – statt sie zu verdrängen. Manche Liedtexte, meist von ›Singer-Songwritern‹, können zeigen, dass andere Menschen ähnliche Gefühle durchlebt und auch überwunden haben.*

Letztlich kann Musik wie ein emotionaler Verstärker wirken – eine gute Playlist lässt sich deiner Stimmung anpassen oder verändert sie gezielt.«

Übung 21: Flugzeug am Himmel

Positive wie auch negative Kognitionen beziehen sich auf die bewussten oder unbewussten Gedanken, die wir über uns selbst, andere Menschen und die Welt haben – d.h. auf unsere inneren Überzeugungen, Bewertungen und Interpretationen. Sie können einen entscheidenden Einfluss auf unser emotionales Erleben, Verhalten und Wohlbefinden nehmen. Manchmal ist es schwer, kurze und prägnante Kognitionen zu finden – hierbei kann diese Übung helfen, die aktiven Kognitionen zu identifizieren.

Ziel der Übung:
Negative und positive Kognition entdecken

Altersgruppe:
Ab dem Lesealter, für Kinder, Jugendliche und Erwachsene geeignet; Kinder sollen schreiben und lesen können.

Zeitdauer:
Ca. 10 Minuten

Anleitung:
»Du kennst doch diese Flugzeuge, die manchmal am Himmel fliegen und eine Fahne mit einem Text, Bild oder Symbol hinter sich her ziehen ... manche Flugzeuge bewegen sich ganz langsam ... manche Flugzeuge scheinen regungslos am Himmel zu stehen ... und manche Flugzeuge kommen immer näher auf dich zu und entfernen sich dann wieder.

Stelle dir vor, du würdest auf einer Wiese liegen und dir die Wolken im Himmel anschauen. Aus der Ferne würdest du die Motoren eines kleinen Flugzeugs hören ... Dieses Flugzeug kommt langsam näher und zieht eine Fahne hinter sich her. Stelle dir vor, auf dieser Fahne würde der negative, doofe, unangenehme Satz oder Gedanke stehen, den du schon oft über dich gesagt oder heimlich gedacht hast ... Du hörst das Flugzeug langsam näherkommen und kannst die Fahne immer deutlicher sehen ... Nun ist das Flugzeug genau über dir, und du kannst den Satz ganz genau lesen. Er lautet: ____.

Das Flugzeug fliegt weiter, doch du spürst diese negative Botschaft immer noch ... Nimm wahr, wo du diesen Satz spürst ... Kaum hast du diese Stelle im Körper gefunden, schon hörst du wieder ein Motorengeräusch und siehst in der Ferne ein weiteres Flugzeug. Es kommt langsam näher ... und auch dieses Flugzeug zieht eine Fahne hinter sich her ... sie ist heller, bunter, und es steht auch etwas darauf ... Nun ist das Flugzeug genau über dir, und du kannst auch diesen Satz ganz genau lesen. Es ist genau das Gegenteil von dem, was du zuvor gesehen hast. Es ist ein schöner Satz über dich, ein Satz, den du lange nicht mehr gelesen hast – ein Gedanke, den du lange nicht gedacht hast und sooo gerne denken würdest. Der Satz lautet: ____________________.

Wie fühlst du dich? Was spürst du nun im Körper ...? Löse dich nun langsam von der Fantasiereise und komme wieder zurück, hierhin. Bitte schreibe nun den positiven, schönen Satz auf, den du soeben gesehen hast ... Wir können auch eine Fahne malen und den Satz in die Fahne schreiben. Wie findest du diesen Satz über dich? Wie wahr fühlt sich dieser Satz für dich an? Wo spürst du das im Körper?«

Wirkung:
Freude, eine wohlwollende Haltung sich selbst gegenüber einnehmen

Übung 22: Einsteins Spiel mit der Zeit: Verlangsamen und Beschleunigen

Albert Einstein stellte grundlegende Annahmen in Frage und wird oft als neugierig und unkonventionell beschrieben. Neugier, Fantasie und Kreativität stellen Fähigkeiten dar, die in der Psychotherapie mit Kindern tolle Ressourcen sind und die Arbeit mit Kindern immer anders, schön und überraschend machen. Dazu passend sagte Einstein einmal: *»Phantasie ist wichtiger als Wissen, denn Wissen ist begrenzt.«*

Ziel der Übung:
Ressourcenvollen Situationen Raum und Zeit geben, sich zu zeigen

Altersgruppe:
Ab dem Schulalter, für Kinder, Jugendliche und Erwachsene geeignet

Zeitdauer:
10 bis 20 Minuten

Anleitung:
»Es gab einmal einen berühmten und sehr schlauen Wissenschaftler, der hieß Albert Einstein. Er hat viel geforscht und tolle Entdeckungen gemacht. Bekannt wurde er vor allem durch seine Relativitätstheorie. Hier zeigte er, dass sich Raum, Zeit und Gravitation verändern können – dazu hat er auch eine mathematische Formel entwickelt, mit der man dies berechnen kann. Wir werden jetzt nicht rechnen oder Formeln anschauen, sondern uns etwas von seiner Theorie ausleihen ... nämlich die Idee, dass man Zeit vielleicht auch verlangsamen oder beschleunigen könnte ...?!? Wir können einmal gaaaanz langsam sprechen, so als würde die Zeit auseinandergezogen werden ... (hier den Satz ›Hallo, wie geht es dir?‹ gaaanz langsam, in slow motion sagen). *Wir können die Zeit auch beschleunigen und den Satz ganz schnell aussprechen, so schnell, dass man ihn vielleicht gar nicht mehr versteht ...* (nun den oberen Satz ganz schnell aussprechen, wie bei einer Aufnahme, die man zu schnell abspielt). *Wenn wir etwas von uns erzählen, können wir das auch in einem unterschiedlichen Tempo tun. Und nun kommt das Experiment, zu dem ich dich nun einlade: Was hast du diese Woche (oder heute) erlebt, worüber hast du dich richtig gefreut oder was ist dir gut gelungen?«*

Lassen Sie das Kind antworten und bitten Sie es dann, die Antwort in anderen Tempi zu sagen: *»Nun erzähle mir das nochmal, und zwar ganz schnell!! ... Oh, das konnte ich ja kaum verstehen ... bitte sage das nochmal gaaaanz langsam.«*

Das Kind sollten Sie wiederum antworten lassen und ihm anschließend Fragen stellen: *»Wie ist es für dich, wenn du es so langsam erzählst? Es scheint, als ob das Ereignis und auch die Erinnerung daran nun größer geworden wären ... manchmal gehen wir im Alltag über* ***unsere schönen Erlebnisse*** *ganz schnell hinweg und lassen die unangenehmen Dinge so groß werden. Sie dürfen sich ausbreiten und viel Raum einnehmen. Mit dieser Übung machen wir es einmal anders und geben den guten Dingen, der Freude oder den Erfolgen mehr Zeit und Raum!«*

Übung 23: Imagine

Imagine ist ein Lied von John Lennon; er fordert in diesem Lied die Zuhörer dazu auf, sich eine Welt vorzustellen, in der alle Menschen friedlich und vereint leben. In Anlehnung an dieses Lied geht es bei dieser Übung zunächst *um meine eigene, kleine Welt*, in der ich mich sicher, wohl und friedlich fühlen möchte.

Ziel der Übung:
Pause vom Alltag und dem So-Sein-Müssen, Schaffen eines freien, ressourcenvollen Moments

Altersgruppe:
Ab dem Schulalter, für Kinder, Jugendliche und Erwachsene geeignet

Zeitdauer:
10 bis 20 Minuten

Material:
Kleiner, runder Teppich oder runder Flipchartbogen mit dem Wort *Imagine*

Anleitung:
»Stelle dir vor, du würdest auf diesem runden Platz stehen (Foto zeigen). *Auf diesem Platz steht das Wort ›Imagine‹, d. h. sich etwas vorstellen. An dieser Stelle wärest du von einer unsichtbaren Schutzhülle umgeben, niemand könnte ohne Erlaubnis zu dir*

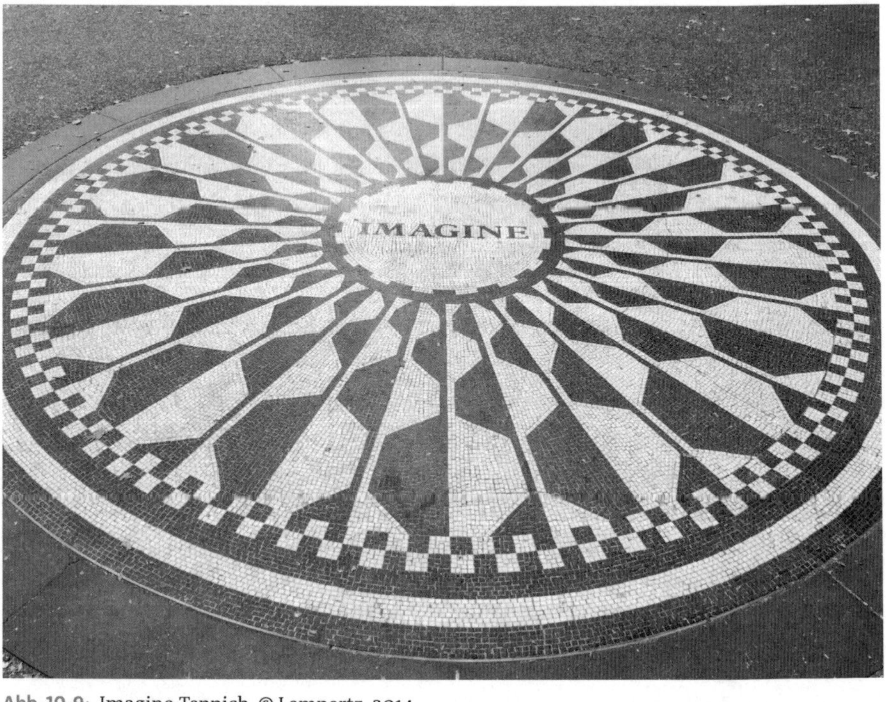

Abb. 10-9: Imagine-Teppich, © Lempertz, 2014

gelangen. Niemand hätte da Zugang zu deinen Gedanken, Wünschen und Träumen. Stelle dich bitte hier auf dieses runde Feld ... Stelle dir jetzt vor, dass du hier nur für dich sein kannst und nicht die Erwartungen anderer erfüllen müsstest oder wolltest. Ein Raum nur für dich! Du kannst Wünsche aufkommen lassen ... oder Ideen, wie du in einer Woche oder in einem Jahr oder in zehn Jahren gerne sein oder leben möchtest ... Was wäre ein erster kleiner Schritt hin zu deinen Träumen oder Wünschen? Stelle es dir einen Moment lang vor und spüre in deinen Körper hinein. Welches Gefühl taucht bei dieser Vorstellung auf ...? Nimm es eine Zeitlang wahr ... Komme nun wieder zurück, trete wieder zurück in diesen Raum, und wenn du magst, können wir uns über das, was du erlebt hast, unterhalten ...« Sie können das Kind zum Recken oder Strecken auffordern, ggf. Malutensilien bereithalten, um das Gefühl oder die Träume oder Wünsche zu malen oder aufzuschreiben.

10.3 Eine tolle Übung

Übung 24: Die fünf Säulen der Identität

Diese tolle Übung aus der Gestalttherapie kann nach meiner Erfahrung zur Ressourcenfindung und auch zur Findung von Wachstums- und Entwicklungsaufgaben eingesetzt werden – sie verdient aufgrund ihrer Vielseitigkeit ein eigenes Kapital.

Wenn Sie bei der Durchführung der Übung die **AIP-Brille** aufsetzen, d.h., nach unverarbeiteten Erlebnissen schauen, kann diese Brille zudem Material für zukünftige EMDR-Sitzungen liefern.

Die **fünf Säulen der Identität**, wie sie von Hilarion Petzold (1984) formuliert wurden, stellen ein Konzept dar, das die unterschiedlichen Grundlagen unseres Selbstverständnisses beschreibt. Jugendliche beschäftigen sich meist schon in der Pubertät mit der Frage, was für sie im Leben von Bedeutung ist. Hilfreich ist, wenn sie lernen zu sehen, wo ihre Ressourcen liegen, wie sie die weniger stabilen Säulen stärken können und wie sie aus Erfahrungen lernen können.

Die Identitätsfindung ist ein lebenslanger Prozess, der ein großes Maß an Flexibilität und Anpassungsfähigkeit an Veränderungen erfordert.

Hier sind die fünf Säulen kindgerecht erklärt:

Körper: Körper, Aussehen, Alter, Gesundheit, Krankheit, Beeinträchtigungen
Materielle und finanzielle Sicherheit: Einkommen, Vermögen, Wohnung, Eigentum
Arbeit und Leistung: Schule, Beruf, Studium, Hobbys, sportliche Erfolge
Beziehungen und Soziales: Freunde, Familie und andere Menschen, die für einen wichtig sind und Liebe, Unterstützung und Freude geben
Normen, Werte und Träume: Sie machen dich einzigartig und geben dir Orientierung; soziales/politisches Engagement, Religion, Weltanschauung

Diese Säulen bilden zusammen das Grundgerüst unserer Identität und prägen unser Selbstverständnis sowie unsere Interaktionen mit der Welt. Nicht immer sind alle Säulen gleichzeitig stabil und sicher; das führt dann dazu, dass die anderen Säulen diese Last eine Zeitlang mittragen müssen. Eine Zeitlang geht das gut, aber wenn die Belastung der übrigen Säulen zu lange andauert oder zu stark ist, kommt es zur Überlastung und ggf. zum Zusammenbrechen der Säule.

Ziel der Übung:
Selbsterfahrung, Diagnostik, Ressourcen finden, psychische und physische Belastungen frühzeitig erkennen

Altersgruppe:
Ab dem Schulalter, für Kinder ab ca. zehn Jahren, Jugendliche und Erwachsene geeignet

Zeitdauer:
30 bis 40 Minuten

Material:
Zeichenblock, Buntstifte

Anleitung:
»Stelle dir vor, dass du – dein Ich, das, was dich ausmacht – auf fünf Säulen getragen wirst ... Diese Säulen sind dein 1. Körper, 2. deine Gefühle, 3. deine Gedanken, Wissen und Leistung, 4. deine Beziehungen (Familie und Freunde) und 5. deine Normen, Werte und Träume. Stelle dir das einmal kurz vor, ich nenne dir die verschiedenen Bereiche noch einmal ... falls du magst und du dich dabei wohl fühlst, schließe dabei kurz deine

Augen, so dass möglicherweise innere Bilder entstehen ... Denke nochmals an deine Körpersäule ... die Säule deiner Gefühle ... die Säule deiner Gedanken, deines Wissens und deiner Leistung ... die Säule deiner Beziehungen, also Familie und Freunde ... und die Säule deiner Werte und Träume ... Nun öffne langsam deine Augen und male diese Säulen, so, wie sie für dich aussehen.«

Schreiben Sie die Begriffe zur Orientierung auf einen Zettel oder an eine Flipchart.

Manche Kinder fragen nach, wie denn die Säulen aussehen müssen oder aus welchem Material sie sind usw. Dann soll das Kind ermuntert werden, seine eigene Vorstellung umzusetzen: *»Hier gibt es keine Vorgaben, es gibt auch kein Richtig oder Falsch, diese Säulen sehen für jeden Menschen anders aus ... du kannst sie so malen, wie es für dich richtig ist!«*

Besprechung und Auswertung:
Bei der nachfolgenden Besprechung lassen Sie zunächst das Bild auf sich wirken. Dann bitten Sie das Kind oder die Jugendliche zu beschreiben, was es bzw. sie gemalt hat und was die Darstellung der einzelnen Säulen zeigt.

Folgende Fragen könnten den Selbsterfahrungsaspekt anregen:

- *Welche Säule ist stabil?*
- *Welche Säule braucht Unterstützung?*
- *Wer oder was könnte die Säule unterstützen?*
- *Seit wann ist diese oder jene Säule so wackelig?*
- *Was braucht die Säule für ihre Stabilität?*
- *Was hat sie zum Einsturz gebracht?*

Beachten Sie die Wahl der Stifte (Bleistift oder Buntstifte), die Farbauswahl, die Größe der Säulen bezogen auf die Größe des Papiers ... Stülpen Sie dem Kind nicht Ihre Interpretationen über, lassen Sie das Kind seine Situation beschreiben und erzählen.

Weisen Sie darauf hin, dass instabile Säulen eine Zeit lang von den anderen Säulen mit stabilisiert werden können – jedoch nicht dauerhaft, da diese Säulen sonst überlastet sind und ebenfalls instabil werden können.

10.4 Einbezug des Körpers – Körperorientierte Übungen

Übung 25: Wattebällchen-Wettrennen

Ziel der Übung:
Atemübung zur Stressregulation und zum Aufbau achtsamer Atemtechniken

Altersgruppe:
Ab ca. zwei Jahren, für Kinder, Jugendliche und Erwachsene geeignet

Zeitdauer:
5 bis 10 Minuten

Material:
Tisch, zwei Wattebällchen

Anleitung:
»Du kennst ja sicher Wettrennen, wobei es immer darauf ankommt, wer am schnellsten läuft und am schnellsten am Ziel ist. Bei der Übung, die ich dir heute zeigen möchte, geht es darum, schnell und gleichzeitig langsam zum Ziel zu kommen ... Es geht um das schnellste, langsamste Wattebällchen der Welt.

Ich habe hier zwei Wattebällchen. Wenn wir die an das eine Ende des Tisches legen und die Aufgabe wäre, dass das Wattebällchen am anderen Ende des Tisches herunterfällt, könnten wir einfach ganz dolle pusten, und das Wattebällchen würde über den Tisch fliegen

Heute möchten wir jedoch versuchen, dass das Wattebällchen am Ende des Tisches liegen bleibt ... Wir müssen also tief Luft holen und ganz langsam pusten, so dass das Wattebällchen mit einem langsamen Ausatmen bis zum Ende des Tisches kommt ... also langsam über den Tisch gleitet oder rutscht. Wir probieren es gemeinsam (oder abwechselnd) aus und schauen mal, wie weit unser Wattebällchen kommt ...

Wir machen das insgesamt dreimal, nicht öfter, sonst wird uns vielleicht ein bisschen schwindlig im Kopf. Wenn wir das öfter üben, vielleicht auch zu Hause mit unserer Familie, können wir unseren Atem beim Ausatmen gaaaaaanz lang ausdehnen, und das hilft auch, uns zu entspannen. Lass es uns mal ausprobieren!

Wie fühlst du dich jetzt? Was hast du gespürt? Wo im Körper fühlt es sich jetzt vielleicht weit oder locker oder einfach schön an?«

Wirkung:
Regulation der Atemfrequenz, Senkung des Atemwegswiderstands durch prolongierte Ausatmung, Anregung des parasympathischen Nervensystems; Erleben von Selbstwirksamkeit, Spaß. Der Transfer in den Alltag ist möglich und erwünscht.

Mögliche Nebenwirkung:
Schwindel bei zu häufigem Ausatmen

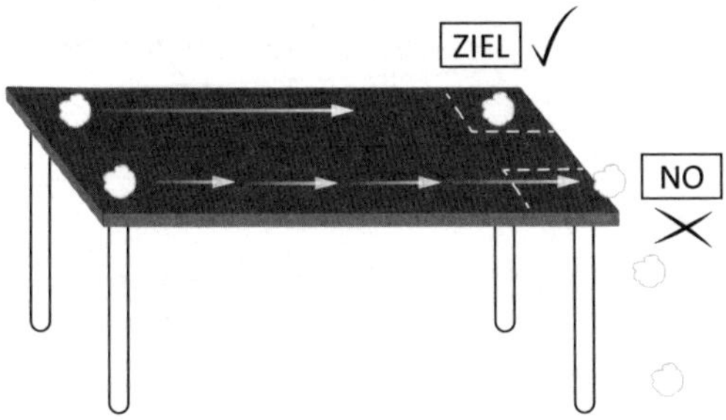

Abb. 10-10: Wattebällchen-Rennen

Übung 26: Fünf-Finger-Atmung

Die **Fünf-Finger-Atmung** ist eine leicht erlernbare Atemtechnik, die zur Beruhigung und Entspannung eingesetzt werden kann. Sie ist besonders hilfreich in Situationen, in denen man angespannt oder ängstlich ist. Diese Methode sollte in »ruhigen Zeiten« eingeübt und dann auch zu Hause regelmäßig geübt werden, so dass sie zu einem *Automatismus* wird, d. h. ohne großes Nachdenken angewandt werden kann.

Ziel der Übung:
Atemübung zur Stressregulation und zum Aufbau achtsamer Atemtechniken

Altersgruppe:
Ab dem Kindergartenalter, für Kinder, Jugendliche und Erwachsene geeignet

Zeitdauer:
5 Minuten

Anleitung:
Bitten Sie das Kind, eine Hand mit gespreizten Fingern auszustrecken. Dann soll es mit dem Zeigefinger der anderen Hand die einzelnen Finger abfahren: *»Starte mit*

dem Daumen und bewege dich langsam mit dem Zeigefinger der anderen Hand entlang des äußeren Randes des ausgestreckten Daumens.

Wenn du über den Daumen nach oben fährst, atme tief ein, halte auf der Höhe an, lege eine kurze Atempause ein und atme beim Abwärtsstreichen ganz langsam aus. Wiederhole dies mit allen Fingern der Hand. Atme beim Hochfahren tief ein, mache oben eine kurze Atempause und atme dann langsam, ausgedehnt aus.«

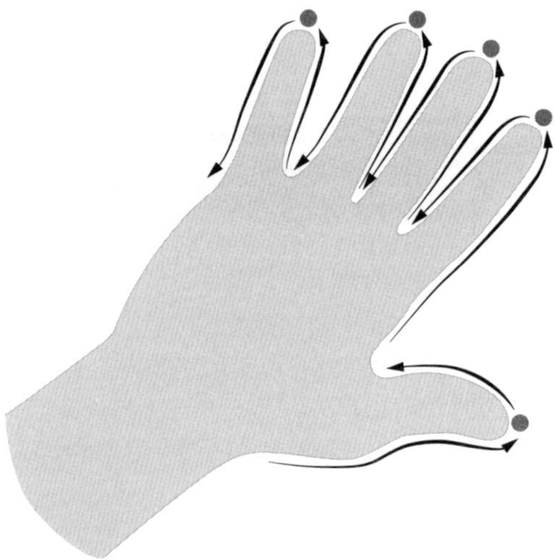

Abb. 10-11: Fünf-Finger-Atmung

Übung 27: Heiße-Schokolade-Atmung

Sie finden hierzu eine Übung als Audio-Download unter www.klett-cotta.de/lempertz-emdr-kinder.

Die **Heiße-Schokolade-Atmung** lernte ich bei einem Seminar zu *Mindfulness with Kids* von Christopher Willard kennen. Diese Übung ist eine leicht erlernbare Atemtechnik, die zur Entspannung und zum Senken des Atemwegswiderstands eingesetzt werden kann. Sie ist besonders hilfreich in Situationen, in denen man angespannt oder ängstlich ist. Ebenso wie die Fünf-Finger-Übung sollte diese Methode in »ruhigen Zeiten« eingeübt und dann auch zu Hause regelmäßig geübt werden. Kinder können im Anschluss an diese Übung eine Tasse Kakao mit Sahne oder Milchschaum malen und dieses Bild als Erinnerung im Alltag mit nach Hause nehmen. Sie können dem Kind dabei folgende Fragen stellen: *»Wo könntest du das Bild bei dir oder euch zu*

Hause aufhängen, so dass es dich an diese Übung erinnert und du sie ab und an zu Hause alleine oder mit deiner Familie durchführen kannst?«

Ziel der Übung:
Atemübung zur Stressregulation und zum Aufbau achtsamer Atemtechniken

Altersgruppe:
Ab dem Kindergartenalter, für Kinder, Jugendliche und Erwachsene geeignet; im Einzel- und Gruppensetting möglich

Zeitdauer:
5 bis 10 Minuten

Anleitung:
»Stelle dir vor, du hast eine Tasse mit heißem, köstlich riechendem Kakao. Du würdest ihn gerne trinken, doch er ist noch zu heiß. Zum Abkühlen musst du noch ein bisschen pusten. Forme mit deinen Händen eine Schale oder Tasse, führe diese imaginierte Tasse zur Nase und rieche genüsslich daran. Atme tief durch die Nase ein und stelle dir vor, wie lecker dieser Kakao riecht. Halte die Luft und den Duft kurz an. Beim Ausatmen pustest du ganz langsam über den Kakao, langsam, damit das Sahnehäubchen oder der Milchschaum nicht über den Rand gepustet wird ... Atme ganz langsam aus. Und dann nochmal: Rieche wieder an dem leckeren Kakao, atme tief ein, halte die Luft an ... und puste wieder gaaaaanz langsam über den Kakao. Versuche, beim Ausatmen die Schultern ein wenig sinken zu lassen und trotzdem die Tasse noch hochzuhalten. Und dann noch ein drittes Mal ... Wir können uns bei dieser Übung auch an das Fenster stellen, und du stellst dir beim Ausatmen vor, wie der köstliche Kakaoduft hoch in die Wolken steigt und mit den Wolken einmal um die Erde schwebt ... Wie fühlst du dich jetzt? Was sagt dein Körper? Wo fühlt es sich gut, entspannt oder locker an?«

Übung 28: Seifenblasen

Seifenblasen sind immer und überall einsetzbar, in der Einzelarbeit mit Kindern oder auch in Gruppen. Bläst man Seifenblasen, muss man langsam und vorsichtig pusten, was bei der prolongierten Ausatmung in der Achtsamkeitspraxis, aber auch als Atemübung bei obstruktiven Bronchialerkrankungen, z. B. Asthma, hilfreich ist. Es ist eine spielerische Möglichkeit, den Fokus auf das Hier und Jetzt zu lenken, zur Reorientierung, Entspannung und zum Spaß.

Ziel der Übung:
Stressregulation, Reorientierung, Spaß, ggf. als Belohnung am Ende einer psychotherapeutischen Behandlung. Es findet so ein spielerischer Transfer von der Praxis in die Lebenswelt des Kindes statt.

Altersgruppe:
Ab dem Kindergartenalter, für Kinder, Jugendliche und Erwachsene geeignet; im Einzel- und Gruppensetting möglich

Zeitdauer:
So lange, wie man möchte und Puste hat

Material:
Seifenblasen

Übung 29: Viereckatmung

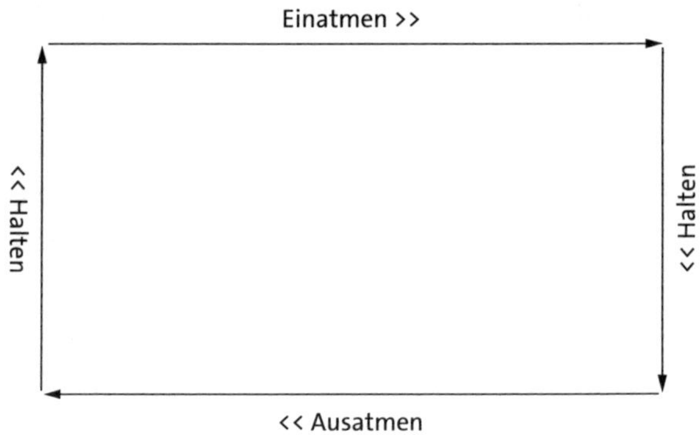

Abb. 10-12: Viereckatmung

Zur Einleitung und Vorstellung der Methode bei einem Familiengespräch nutze ich stets folgende Geschichte: *»In meiner Heimatstadt gibt es eine große Ampelkreuzung. Die Ampelphasen kommen einem stets besonders »unfair« in dem Sinne vor, dass die Rotphase länger dauert und immer ich davon betroffen bin ... Egal wie sehr ich mich über diese Rotphase aufrege, die Ampel wird nicht schneller grün.*

Bei der eigentlich unnötigen Aufregung erhöht sich meine Herzfrequenz, steigt vielleicht mein Blutdruck, sinkt die gute Laune, und das Stirnrunzeln führt zu einer vermehrten Faltenbildung.

Ich kann diese Rotphase auch dazu nutzen, mir etwas Gutes zu tun und achtsame Atemübungen während dieser Zeit zu machen. Ich atme (der obigen Abbildung folgend) *entlang der langen Seite der Windschutzscheibe ein, mache an der senkrechten kurzen Seite eine Atempause, atme entlang der unteren Seite langsam aus, mache an der senkrechten aufsteigenden Seite wieder eine Atempause.*

Bisher habe ich noch keine Ampelkreuzung gefunden, die länger als fünf achtsame Atemzüge Rot zeigt.«

Ich stelle diese Atemübung im Elterngespräch vor, so dass die Erwachsenen ebenfalls davon profitieren können und etwas Neues Einzug **in den Alltag der gesamten Familie** hält.

In der Praxis können Sie diese Übung gemeinsam mit den Patienten machen und z. B. mit einem Laserpointer oder einer Taschenlampe die Linien im entsprechenden Atemtempo entlang eines Bildes abfahren.

Die Viereckatmung ist eine leicht erlernbare Atemtechnik, die zur Beruhigung und Entspannung eingesetzt werden kann. Sie ist besonders hilfreich in Situationen, in denen man angespannt oder ängstlich ist, z. B. vor einem Referat in der Schule, im Wartezimmer einer Ärztin vor einer Blutentnahme, als Beifahrer im Auto, im häuslichen Umfeld. Anwendung kann diese Methode überall finden, wo es ein Viereck zur Orientierung gibt: die Tafel in der Schule, die Windschutzscheibe im Auto, das Fenster oder die Tür in einem Zimmer, das Bild an der Wand.

Wie alle Entspannungsmethoden sollte die Atemübung in »ruhigen Zeiten« eingeübt und dann auch zu Hause regelmäßig vorgenommen werden, so dass sie zu einem Automatismus wird, d. h. ohne großes Nachdenken angewandt werden kann.

Ziel der Übung:

Atemübung zur Stressregulation und zum Aufbau achtsamer Atemtechniken

Altersgruppe:

Ab dem Kindergartenalter, für Kinder, Jugendliche und Erwachsene geeignet

Zeitdauer:

5 Minuten

Anleitung:

»Ich atme entlang der waagerechten Linie ein, mache an der senkrechten Linie eine Atempause, atme entlang der unteren Linie langsam aus, mache an der senkrechten

aufsteigenden Linie wieder eine Atempause.« Am besten sollte die Übung vier- bis fünfmal wiederholt werden.

Übung 30: Kniechen, Näschen, Öhrchen

Sie finden hierzu eine Übung als Audio-Download unter www.klett-cotta.de/lempertz-emdr-kinder.

Diese Übung wurde von dem Komikerduo *Stan Laurel und Oliver Hardy* erfunden und in einem ihrer vielen Filme vorgestellt. Sicherlich haben die beiden damals nicht gedacht, dass sich diese Übung wunderbar zur Reorientierung im Hier und Jetzt eignet und hilft, den Moment zu verbessern und Spaß zu haben. Gleichzeitig werden bei der Übung beide Gehirnhälften angeregt und unser Gehirn in Schwung gebracht.

Ziel der Übung:
Stressregulation, Reorientierung, Spaß, ggf. als Belohnung am Ende einer psychotherapeutischen Behandlung. Dem Kind soll die Möglichkeit gegeben werden, seine Eltern *herauszufordern* und ihnen zu zeigen, dass es etwas gelernt hat. So findet unter Umständen ein spielerischer Transfer von der Praxis in die Lebenswelt des Kindes statt, Momente werden *verbessert*.

Altersgruppe:
Ab dem Grundschulalter, für Kinder, Jugendliche und Erwachsene geeignet; im Einzel- und Gruppensetting möglich

Zeitdauer:
5 Minuten

Anleitung:
Am besten hören Sie dazu die Audioanleitung – falls dies nicht möglich ist, folgt hier die Beschreibung. Legen Sie beide Hände auf Ihre Knie. Nun fassen Sie mit der linken Hand an Ihre Nasenspitze und mit der rechten Hand an Ihr linkes Ohr. Dann legen Sie wieder beide Hände auf die Knie. Fassen Sie anschließend mit der rechten Hand an die Nasenspitze und mit der linken Hand an das rechte Ohr, um danach beide Hände wieder auf die Knie zu legen usw.

Übung 31: Ein U-Boot auf Entdeckungsfahrt

Im Rahmen des achtphasigen EMDR-Ablaufschemas fordern wir Kinder während des Körpertests auf, in den Körper hinein zu spüren und zu schauen, wo es angenehme oder unangenehme Gefühle gibt. Dieser Körpertest fällt Kindern – je nach Alter – mitunter schwer. Um den Blick und das Spüren nach innen zu erleichtern, kann die Imagination eines U-Boots helfen.

Ziel der Übung:

Steigerung der Körperwahrnehmung, Entdecken von positiven oder negativen somatischen Markern

Altersgruppe:

Ab dem Kindergartenalter, für Kinder, Jugendliche und Erwachsene geeignet; im Einzel- und Gruppensetting möglich

Zeitdauer:

5 bis 10 Minuten

Anleitung:

»Stelle dir vor, es gäbe ein ganz kleines U-Boot, das durch unseren Körper fahren könnte. Es wäre ausgestattet mit einer Kamera und einem Fühler oder Sensor, um zu schauen, wie es im Körper so ist ... Das U-Boot hätte zudem bei seiner Entdeckungsfahrt die Aufgabe, Stellen im Körper zu finden, die sich im Moment gerade angenehm und entspannt anfühlen ... und auch Bereiche, die vielleicht angespannt sind oder sogar schmerzen. Nach seiner Entdeckungsfahrt notieren wir uns alles, was das kleine U-Boot entdeckt oder festgestellt hat. Was hast du erlebt? Du kannst die Stellen, die angenehm, unangenehm oder auch unbekannt waren, hier in diese Skizze einzeichnen oder farbig schraffieren.«

Hierzu könnten Sie die Vorlage Körperbild (Download) nutzen oder das Kind frei berichten oder auch zeichnen lassen.

Übung 32: Mein kraftvoller Körper

In zahlreichen Kulturen weltweit existieren kraftvolle Tänze, die Stärke, Identität, Gemeinschaft oder spirituelle Kraft verkörpern. Besonders gut spürt man diese Kraft, wenn man stampfend, eventuell auch barfuß, auf den Boden auftritt. Beispiele für kraftvolle Tänze sind der *Haka* aus Neuseeland oder *afrikanische Trommeltänze*

(z. B. aus Westafrika). Diese Tänze erscheinen kraftvoll, da sie hohe physische Anforderungen stellen und oft mit starken kulturellen oder emotionalen Bedeutungen verknüpft sind.

In der psychotherapeutischen Praxis können kraftvolle, erdende Bewegungen zeigen, dass Therapie *nicht am Hals endet*, sondern den ganzen Körper miteinbeziehen sollte.

Ziel der Übung:
Steigerung der Körperwahrnehmung, die eigene Energie und Kraft wahrnehmen, Erdung

Altersgruppe:
Ab dem Kindergartenalter, für Kinder, Jugendliche und Erwachsene geeignet; im Einzel- und Gruppensetting möglich

Zeitdauer:
5 Minuten bis open end

Anleitung:
Wählen Sie eine kraftvolle, rhythmische Musik aus, spielen Sie sie laut ab oder lassen Sie auf Trommeln schlagen und dabei rhythmisch aufstampfen. Zwischendurch können Sie einen kurzen Stopp einlegen, in den Körper hinein spüren und die gefühlte Energie mit sechs bis acht langsamen Schmetterlingsumarmungen (BLS) verstärken lassen.

Wann kann zu einem Tanz aufgefordert werden?

Bei Energieabfall, am Ende einer Sitzung, bei Freude oder wenn es etwas zu feiern gibt (z. B. bei einer guten Note, wenn das Seepferdchen geschafft, Mut bewiesen wurde …) – als Freudentanz!

Übung 33: Interview mit dem Körper

Sie haben bereits die *drei Geschichtenerzähler* an einer anderen Stelle des Buches kennengelernt. Bei der folgenden Übung geht es darum, den Kopf direkt zu den Organen im Körper sprechen zu lassen. Zusätzlich besteht die Möglichkeit, einzelne Organe zu interviewen und sich nach ihrem Befinden, ihren Wünschen und Sorgen zu erkundigen. Fragen ist wichtig, doch noch wichtiger ist das Zuhören und den Antworten – vielleicht auch nicht-sprachlichen Reaktionen – zu lauschen (siehe dazu Kapitel 4.4).

Ziel der Übung:

Steigerung der Körperwahrnehmung, Lösungen für *internal conflicts* im wahrsten Sinne des Wortes, auf der Körperebene, finden; gut geeignet für die Arbeit mit chronisch kranken Kindern und Jugendlichen oder nach medizinischen Traumatisierungen; heilsame Zuwendung zu belasteten Körperregionen; ggf. Traumamaterial für eine EMDR-Sitzung »entdecken«

Altersgruppe:

Ab dem Kindergartenalter, für Kinder, Jugendliche und Erwachsene geeignet

Material:

Eine Lernpuppe mit der Möglichkeit, das Innere des Körpers zu sehen, ggf. ein Mikrofon

Zeitdauer:

20 bis 30 Minuten

Anleitung:

»Heute möchte ich dich einladen, auf Entdeckungsreise zu gehen und deinen Körper noch besser kennenzulernen. Ich habe hier eine Puppe, bei der kann man sogar ins Innere schauen. Und so sieht es bei jedem Menschen ***innen drin*** *aus …«*

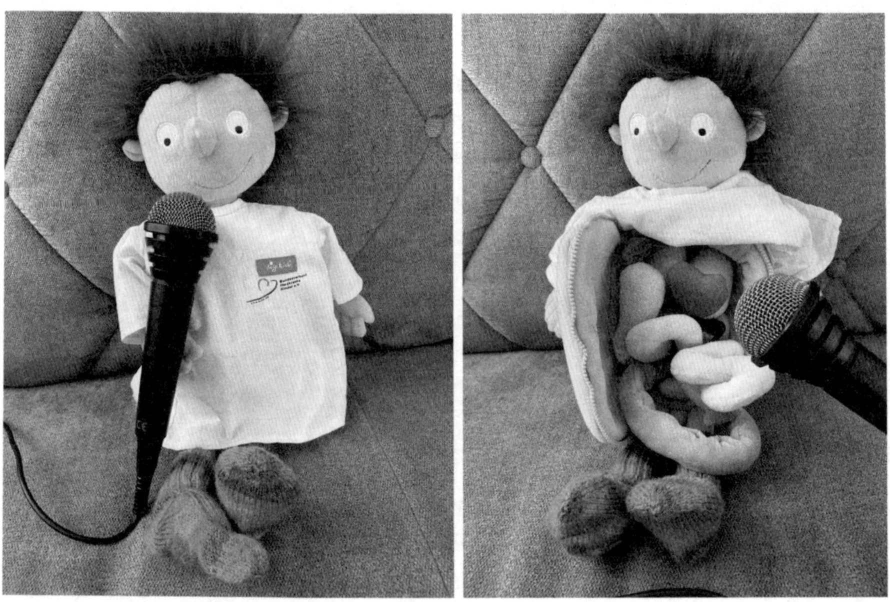

Abb. 10-13a und b: Sigikid Lernpuppe Erwin – Der kleine Patient, © Lempertz, 2025

Fragen an das Kind könnten sein:

- *Welcher Bereich des Körpers interessiert dich besonders?*
- *Welches Organ möchtest du näher kennenlernen?*
- *Was würdest du gerne deinem ... sagen?*
- *Welchen Bereich deines Körpers würdest du gerne trösten?*
- *Welcher Bereich macht dich ärgerlich?*

Übung 34: Körperbild

Sie finden hierzu eine Übung als Audio-Download unter www.klett-cotta.de/lempertz-emdr-kinder.

Eine wirkungsvolle und anregende Methode der Selbstwahrnehmung ist es, ein Körperbild zu malen. Das **Körperbild** betrifft nicht nur das äußere Erscheinungsbild, sondern vor allem die Selbstwahrnehmung – körperlich, emotional und manchmal sogar spirituell. Die Audioübung ist eine Anleitung für »Die Reise durch den Körper«.

Ziel der Übung:
Steigerung der Körperwahrnehmung, das Verhältnis zum eigenen Körper spüren, entdecken; Entdecken von positiven oder negativen somatischen Markern

Altersgruppe:
Ab dem Schulalter, für Kinder, Jugendliche und Erwachsene geeignet; im Einzel- und Gruppensetting möglich

Zeitdauer:
ca. 30 Minuten

Anleitung:
»Ich möchte dich heute zu einer kleinen Fantasiereise einladen. Setze dich bitte bequem hin, mache es dir richtig gemütlich, und wenn du möchtest, schließe die Augen. Konzentriere dich auf deinen Atem ... Verfolge das Ein- und Ausströmen der Luft ... Es geschieht ganz von selbst, in deinem Rhythmus ... Mit jedem Ein- und Ausatmen entspannst du dich ein bisschen mehr und spürst immer mehr auch eine innere Ruhe.

Stelle dir vor, du würdest mit deiner Aufmerksamkeit durch deinen Körper wandern und du könntest alle Bereiche des Körpers farbig malen ... Wir fangen bei den Füßen an: Welche Farbe würde dir für deine Füße einfallen? Wie würdest du sie anmalen? Und was fällt dir zu deinen Füßen ein? Wozu sind sie da? Was bedeuten deine Füße für dich? Wie und wann spürst du sie? Nun wanderst du weiter zu deinen Unterschenkeln. Welche Farbe fällt dir für deine Unterschenkel ein? Wie würdest du sie anmalen? Und was fällt dir zu deinen Unterschenkeln ein? Wozu sind sie da? Nun wanderst du weiter zu deinen Knien und Oberschenkeln ... Welche Farbe möchtest du für deine Knie und Oberschenkel wählen? Wie würdest du sie anmalen? ... Weiter zum Unterleib ... Oberkörper ... Arme ... Hände ... zu den Schultern ... zum Hals ... zum Kopf ... (jeweils nach der Farbe und der Bedeutung des Bereichs fragen). *Nun bist du einmal durch deinen ganzen Körper gewandert. Bitte öffne langsam wieder deine Augen, falls sie geschlossen waren. Strecke dich ein wenig, räkele dich und atme einige Male tief ein und aus. Ich habe hier*

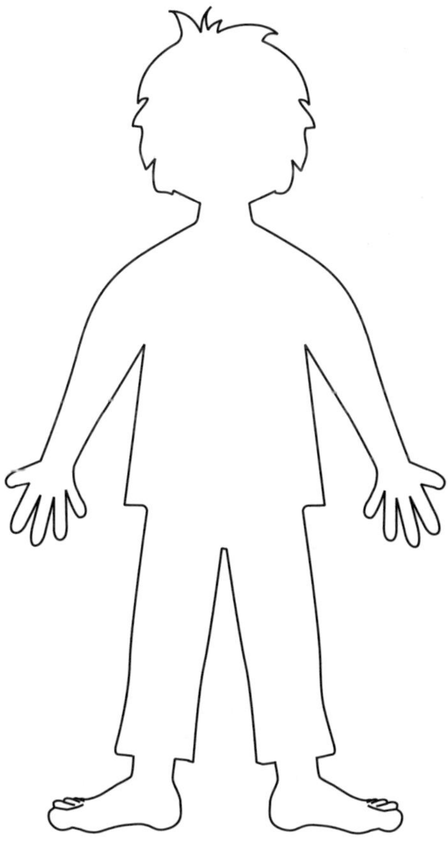

Abb. 10-14: Körperbild

den Umriss eines Körpers und bitte dich nun, die Farben so einzuzeichnen, wie du sie dir für die verschiedenen Körperbereiche vorgestellt hast ... Anschließend schauen wir uns das Bild gemeinsam an ...« (Hierzu können Sie die als Download verfügbare Vorlage Körperbild nutzen).

Bei der Besprechung des Bildes können folgende Beobachtungen aufschlussreich oder Fragen hilfreich sein: *»Wie siehst du dich selbst?«, »Welche Körperteile fühlen sich stark oder schwach an?«, »Wo spürst du Schmerz, Anspannung oder Leichtigkeit?«*

Beobachtungen im Kontakt zum Kind:
Gibt es Körperregionen, die das Kind ausgelassen hat? Gibt es Bereiche, die besonders betont wurden ... Welche Farben wurden für welchen Bereich gewählt? Liefert Ihnen diese Übung Zugang zu Traumamaterial, zu belastenden Körpererfahrungen des Kindes oder eventuellen schmerzhaften Körpererinnerungen?

Mögliche Nebenwirkung:
Scham beim Besprechen des Bildes; Sorge beim Kind, »es nicht richtig zu machen« oder keine Farbe für den Körper zu finden. Hier ist es wichtig, für eine vertrauensvolle Atmosphäre zu sorgen und die Grenzen des Kindes zu respektieren.

Übung 35: Wattebausch-Tilly-Test

Viele Kinder haben kaum oder noch nie die Erfahrung von angenehmen Berührungen gemacht. Sie kennen vielleicht einen eher ruppigen Umgang miteinander, Gewalt oder Ablehnung, jedoch nicht das Gefühl einer sanften Berührung oder eines liebevollen Umsorgtwerdens.

Hautpflege ist die Pflege zum Wohlbefinden und Schutz der Haut – mit dem Ziel, sie gesund, geschmeidig und widerstandsfähig zu halten. Wie der Erfinder der Anästhesie Carl Ludwig Schleich schon gesagt hat: »Über die Haut [kann man] die Seele pflegen«. Probieren Sie diese Übung einmal für sich selbst aus!

Ziel der Übung:
Mit dieser Übung können Sie Kinder auf eine sehr sanfte und respektvolle Weise mit der BLS bekannt machen. Sie führt zu einer Wahrnehmung einer sanften Berührung, liebevoller Selbstzuwendung, Steigerung der Körperwahrnehmung, Entspannung und dem Entdecken von positiven somatischen Markern.

Altersgruppe:
Ab dem Schulalter, für Kinder, Jugendliche und Erwachsene geeignet; im Einzel- und Gruppensetting möglich

Material:
Handcreme, Wattebausch, ggf. kleine Tüte oder Briefumschlag

Zeitdauer:
ca. 30 Minuten

Anleitung:
»Nimm etwas Handlotion und trage sie auf deine Hände auf ... Massiere deine Hände mit der Lotion, ganz sorgfältig, die Handfläche und jeden einzelnen Finger. Rieche den Duft ... Spüre deine weiche Haut. Lass die Schultern sinken, ›easy-peasy‹ ... Atme tief und langsam in deinem eigenen Rhythmus ... Verwende vier bis sechs langsame wechselseitige Bewegungen (Butterfly Hug)*, wenn du ein positives Gefühl in deinem Körper spürst.«*

Machen Sie die Übung gemeinsam mit dem Kind, cremen auch Sie sich Ihre Hände ein usw. Warten Sie, bis das Kind fertig ist mit dem Eincremen, ggf. können Sie leise Entspannungsmusik im Hintergrund spielen lassen.

»Nun würde ich gerne die Wattebausch-Überprüfung, den Tilly-Test (© Lempertz), durchführen. Tilly war in den 60er Jahren eine Kosmetikerin, die oft im Fernsehen zu sehen war. Sie schaute, ob Frauen gepflegte und glatte Hände hatten ... Nun möchte ich mit dem Wattebausch hier überprüfen, ob deine Haut wieder glatt ist. Wenn ich mit dem Wattebausch darüberstreiche und keine Fussel hängen bleiben, hast du den Tilly-Test bestanden. Bist du damit einverstanden?«

Warten Sie das Einverständnis des Kindes ab und streichen Sie dann abwechselnd über die Handrücken des Kindes (BLS). Dabei können Sie dem Kind Fragen stellen: *»Spüre deine Hände, schaue mal, ob im Körper noch irgendwo ein neues, angenehmes Gefühl zu entdecken ist ...«*

»Wie war das für dich? Möchtest du das Wattebällchen mitnehmen? Dann kannst du das auch zu Hause ausprobieren ...« Bitte geben Sie dem Kind das Watteböllchen in einen Briefumschlag mit.

Übung 36: In-Balance-sein

Im Kapitel 2.3 wurde das Konzept des Toleranzfensters beschrieben: der emotionale Zustand, der es möglich macht, mit Stress und Herausforderungen umzugehen. Im Toleranzfenster sind wir emotional »ausgeglichen« – nicht zu ruhig und auch nicht übererregt. In diesem Zustand sind wir in der Lage, klar zu denken, handlungsfähig zu bleiben und uns selbst zu regulieren. Dieser Zustand kann über eine einfache Balanceübung auch ganzheitlich erfahren und zur Regulation genutzt werden.

Ziel der Übung:

Steigerung der Körperwahrnehmung, Balance spüren, innere Verbindung, emotionale Ruhe und körperlicher Ausdruck von Ruhe

Altersgruppe:

Ab dem Schulalter, für Kinder, Jugendliche und Erwachsene geeignet

Zeitdauer:

5 bis 10 Minuten

Anleitung:

»Wir hatten bereits über das Toleranzfenster gesprochen und und darüber, wie wichtig es ist, immer wieder in einen Zustand von Ruhe und Ausgeglichenheit zu kommen. Nur dann können wir gut denken und gute Lösungen und Ideen finden. Ob man im Toleranzfenster ist, kann man auch testen, wenn man auf diesem Balanceboard steht. Versuche einmal, dich daraufzustellen – ich kann dir auch eine Hand reichen ... Versuche nun, ganz gerade zu stehen und eine Balance zu finden. Versuche, dich auf deine Mitte zu konzentrieren, die Arme kannst du auch etwas zur Seite strecken. Versuche, gerade und ruhiger zu stehen, und konzentriere dich auf deinen Atem ... Dein Blick geht geradeaus, in die Weite ... Super, nun stehst du ruhig wie ein starker Baum, ganz ausgeglichen, in dir ruhend ... Wo merkst du ein ruhiges oder angenehmes Gefühl im Körper? Welcher positive Satz passt für dich zu diesem Gefühl?« Diese Übung können Sie dann mit langsamer BLS verstärken.

Übung 37: Pizzamassage

Die **Pizzamassage** ist eine spielerische Massage, die von Eltern zusammen mit ihren Kindern durchgeführt werden kann. Der Name rührt daher, dass die Massage oft so gestaltet ist, dass sie an eine leckere Pizza erinnert – mit verschiedenen »Belägen« und Bewegungen. Die sanfte Massage der Haut hat nicht nur eine entspannende Wirkung, sondern fördert auch die Bindung zwischen Eltern und Kind. Es handelt sich um eine schöne Gelegenheit, gemeinsam Zeit zu verbringen, Freude zu erleben und zugleich das Wohlbefinden des Kindes zu unterstützen.

Ziel der Übung:

Eltern-Kind-Übung: Entspannung, Steigerung der Körperwahrnehmung, Bindung zwischen Eltern und Kind stärken

Altersgruppe:

Ab dem Kleinkindalter geeignet

Zeitdauer:

5 bis 10 Minuten

Anleitung für die Eltern:

Die Pizzamassage eignet sich gut als Abendritual, zum Abschluss des Tages ... Beginnen Sie damit, die Hände behutsam auf dem Rücken des Kindes abzulegen. Stimmen Sie sich auf Ihre Rolle ein. Das Kind soll sich auf den Bauch legen, Sie beginnen dann langsam den Rücken (= Pizzateig) vorsichtig zu kneten ... *»Psst, du bist jetzt eine Pizza, da musst du ganz still sein und nur deinen Rücken spüren!«*

→ **Entspannung startet bei der Außenwahrnehmung und geht zur Innenwahrnehmung über.**

Dann streichen Sie den Teig behutsam zu allen Seiten des Rückens aus. Nun kommt die Tomatensoße auf den Teig ... Sie streichen mit ihren Händen und vertei-

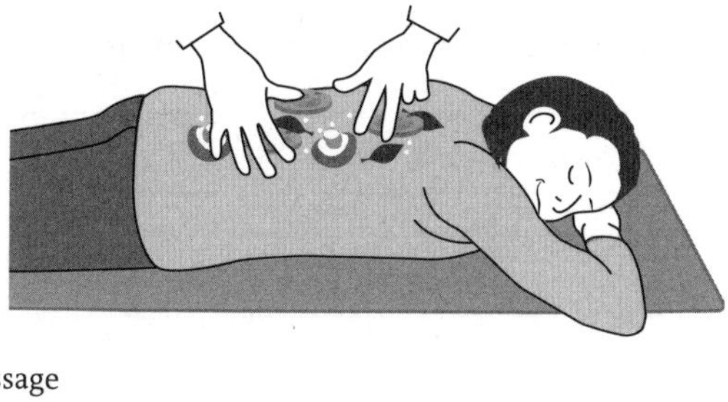

Abb. 10-15: Pizzamassage

len die Soße auf dem gesamten Teig. Nun fragen Sie Ihr Kind, welchen Belag es haben möchte: Oliven? Mais? Salami? Tomaten? ... Für jede Zutat machen Sie eine andere Handbewegung, tippend, streichend, kreisend oder sanft klopfend ... zum Schluss verteilen Sie mit Ihren Fingerspitzen den Käse und anschließend die Kräuter auf die belegte Pizza. Dann legen Sie sanft die Hände auf den Rücken Ihres Kindes: *Die Pizza wird nun ganz warm, ganz fluffig* ... spüren Sie die Wärme in Ihren Händen und auch die Wärme des Rückens Ihres Kindes. Machen Sie vier bis sechs langsame abwechselnde Bewegungen, ein rechts-links Tippen oder Streicheln, um den entspannten Zustand zu verstärken. Beachten Sie stets, dass Sie sanfte Bewegungen machen und auf die Reaktion Ihres Kindes achten: Fühlt sich Ihr Kind wohl? Kann es sich entspannen? Wird es ruhiger, kommt es mehr zu sich ...?

Sollten Sie die Pizzamassage im Laufe des Tages mit anschließender Aktivierung machen, tauschen Sie anschließend die Rollen, so dass Sie die Pizza sind und Ihr Kind den Teig knetet. Meistens wird aus den Bezugspersonen eine »Pizza Margarita« mit wenigen Zutaten und aus den Kindern eine Pizza mit sehr vielen Zutaten.

Nachwort und Danksagung

Vielen Dank für Ihr Interesse an der EMDR-Therapie für Kinder!

Am Ende eines Jahres halten viele Menschen inne und werfen einen Blick zurück. Solch einen Blick zurück können wir gemeinsam mit unseren Klientinnen und Klienten am Ende der Therapie machen oder auch am Ende eines persönlichen Projekts.

Dabei können sich folgende Fragen ergeben:

- Was war herausfordernd?
- Was war schön?
- Was habe ich gelernt?
- Was hat mich unterstützt?
- Was hat mich transformiert?
- Worauf bin ich stolz?
- Und wofür bin ich dankbar?

Am Ende dieses Buches bin ich dankbar für die Unterstützung meiner Familie, meiner Freundinnen und Freunde, meiner Kolleginnen und Kollegen und allen hilfreichen Feen des Klett-Cotta Verlags!

Was ist wichtiger? Der Weg oder das Ziel? Natürlich die Gefährten ...
(in Anlehnung an *Großer Panda und Kleiner Drache* von James Norbury, 2022)

Herzliche Grüße,
Daniela Lempertz, Bonn, im Herbst 2025

Anhang

Hilfreiche Links und Informationen

Global Child EMDR Alliance (www.globalchildemdralliance.com)
Die Vision der Global Child EMDR Alliance wurde von Ana Gomez (USA) als Folge der COVID-Pandemie und inspiriert durch die Geschichte des Tabonuco-Baums entwickelt. Sie rief EMDR-Trainer und -Experten für Kinder und Jugendliche aus aller Welt dazu auf, sich dieser Vision anzuschließen. Am 15. März 2020 fand das erste Treffen der Global Child EMDR Alliance statt. Die Gruppe entwickelte sich zu einer dynamischen Koalition von Fachleuten, die sich der Unterstützung von Kindern, Jugendlichen und ihren Eltern während und nach der Pandemie widmet. Diese Gruppe setzt sich dafür ein, kostenlose Webinare für EMDR-Kliniker sowie Geschichtenbücher, Lieder, Richtlinien und Ressourcen für Kinder, Jugendliche, Eltern und EMDR-Therapeutinnen weltweit zu entwickeln.

EMDR Europe & EMDRIA Deutschland e. V.
EMDR Europe (www.emdreurope.org) wurde 1999 gegründet und ist eine europäische, wissenschaftliche Fachgesellschaft und ermöglicht Klinikerinnen und Klienten den Zugang zu Informationen über qualitativ hochwertige traumafokussierte EMDR-Therapie, die auf EMDR-Protokollstandards basiert und die Gesundheit und Sicherheit der Klienten anstrebt. Die Fachgesellschaft veranstaltet jährliche Konferenzen, präsentiert wissenschaftliche Untersuchungen und leistet politische Öffentlichkeitsarbeit zur gezielten Förderung der psychischen Gesundheit in der Bevölkerung. Als zertifizierende Organisation hat sich EMDR Europe verpflichtet, kontinuierliche qualitätssichernde Zertifizierungsrichtlinien für die Ausbildung von Klinikerinnen zu EMDR-Therapeutinnen zu entwickeln.

Zur Qualitätssicherung und zum Schutz der Klienten wurden zudem nationale EMDR-Fachgesellschaften gegründet (z. B. EMDRIA Deutschland e. V.), die die Ausbildung und Ausübung der EMDR-Methode mit klaren Qualitätsanforderungen und Ethikrichtlinien regeln. EMDRIA Deutschland e. V. hat heute über 2000 ausgebildete und zertifizierte EMDR-Therapeuten als Mitglieder (www.emdria.de).

Francine Shapiro Library (https://francineshapirolibrary.omeka.net/)
Dr. Barbara Hensley gründete die Francine Shapiro Library, die Francine Shapiro, der Entwicklerin des Eye Movement Desensitization and Reprocessing (EMDR) und des Adaptive Information Processing Model (AIP), zu Ehren gewidmet ist. Diese Bibliothek soll Informationen über die Effektivität und Wirksamkeit von EMDR bei einer Vielzahl psychischer Probleme für Klinikerinnen, Forscher und Laien bereitstellen. Die Francine Shapiro Library (FSL) umfasst eine Sammlung von wissenschaftlichen Artikeln und anderen bedeutenden Dokumenten und verfolgt das Ziel, eine präzise und aktuelle Sammlung von Zitaten im Zusammenhang mit AIP und EMDR zu erstellen.

Literatur

Agorastos, A., Pervanidou, P., Chrousos, G. P. & Kolaitis, G. (2018). Early life stress and trauma: Developmentalneuroendocrine aspects of prolonged stress system dysregulation. Hormones, 17, 507–520.

Ahrens-Eipper, S. & Nelius, K. (2014). Trauma First. Das Seefahrercamp 6–10. Ein Behandlungsmanual für Kinder mit Traumafolgestörungen. Halle/Saale: KJP Verlag.

Alisic, E., Zalta A. K., van Wesel F., Larsen S. E., Hafstad G. S., Hassanpour K. & Smid G. E. (2014). Rates of post-traumatic stress disorder in trauma-exposed children and adolescents: meta-analysis. Br J Psychiatry, 204:335–40. doi: 10.1192/bjp.bp.113.131227. PMID: 24785767.

Anand K. J. & Hickey P. R. (1987). Pain and its effects in the human neonate and fetus. N Engl J Med., Nov 19;317(21):1321–9. doi: 10.1056/NEJM198711193172105. PMID: 3317037.

APA (2013). Diagnostic and statistical manual of mental disorders. DSM-5 (5. Aufl.), hg. von der American Psychiatric Association, Washington: American Psychiatric Publishing.

Artigas, L. & Jarero, I. (1998). The Butterfly Hug. https://emdrresearchfoundation.org/toolkit/butterfly-hug.pdf.

Baek, J., Lee, S., Cho, T., Kim, S. W., Kim, M., Yoon, Y., Kim, K. K., Byun, J., Kim, S. J., Jeong, J. & Shin, H. S. (2019). Neural circuits underlying a psychotherapeutic regimen for fear disorders. Nature, 566(7744), 339–343. https://doi.org/10.1038/s41586-019-0931-y.

Barron, I. G., Bourgaize, C., Lempertz, D., Swinden, C. & Darker-Smith, S. (2019). Eye movement desensitization reprocessing for children and adolescents with post traumatic stress disorder: A systematic narrative review. Journal of EMDR Practice and Research, 13(4), 270–283. https://doi.org/10.1891/1933-3196.13.4.270.

Bastien, J.-B. R., Jongsma, H. E., Kabadayi, M. & Billings, J. (2020). The effectiveness of psychological interventions for post-traumatic stress disorder in children, adolescents and young adults: A systematic review and meta-analysis. Psychological Medicine 1–15. https://doi.org/ 10.1017/S0033291720002007.

Beer, R. (2018). Efficacy of EMDR therapy for children with PTSD: A review of the literature. Journal of EMDR Practice and Research, 12(4), 177–195. doi:10.1891/1933-3196.12.4.177.

Beer, R. (2019). Protocol for EMDR therapy in the treatment of eating disorders. In: Luber, M. (Hrsg.), Eye movement desensitization and reprocessing: EMDR therapy scripted protocols and summary sheets: Treating eating disorders, chronic pain and maladaptive self-care behaviors, S. 11–63, Berlin & Heidelberg: Springer.

Bellis, M. A., Hughes K., Ford K., Ramos Rodriguez G., Sethi D. & Passmore J. (2019). Life course health consequences and associated annual costs of adverse childhood experiences across Europe and North America: A systematic review and meta-analysis. Lancet Public Health, Oct;4(10): e517-e528. doi: 10.1016/S2468-2667(19)30145-8. Epub 2019 Sep 3. PMID: 31492648; PMCID: PMC7098477.

Bering, R. & Thüm, S. (2022). Kompendium Traumafolgen (1. Aufl.), Stuttgart: Klett-Cotta, ISBN: 978-3-608-98406-4.
Bronfenbrenner, U. (1981). Die Ökologie der menschlichen Entwicklung. Natürliche und geplante Experimente, Stuttgart: Klett-Cotta, ISBN: 3-12-930620-X.
Buddeberg, C. (2004). Psychische Grundfunktionen. In: Buddeberg, C. (Hrsg.), Psychosoziale Medizin. Springer-Lehrbuch, S. 47–68, Berlin & Heidelberg: Springer. https://doi.org/10.1007/978-3-642-18825-1_5.
Bundesamt für Bevölkerungsschutz und Katastrophenschutz (2021). htps://www.bbk.bund.de/DE/Themen/Risikomanagement/Risikoanalysen-Bund-Laender/risikoanalysen-bund-laender_node.html
Corrigan, N. M., Rokem, A. & Kuhl P. K. (2024). COVID-19 lockdown effects on adolescent brain structure suggest accelerated maturation that is more pronounced in females than in males. Proc Natl Acad, Sci. U. S.A. 121 (38): e2403200121. https://doi.org/10.1073/pnas.2403200121.
De Roos, C., Greenwald, R., Den Hollander-Gijsman, M., Noorthoorn, E., Van Buuren, S. & De Jongh, A. (2011). A randomised comparison of cognitive behavioural therapy (CBT) and eye movement desensitisation and reprocessing (EMDR) in disaster-exposed children. European Journal of Psychotraumatology, 2(1), 5694.
De Roos, C., Offermans, J., Bouwmeester, S., Lindauer, R. & Scheper, F. (2025). Preliminary efficacy of eye movement desensitization and reprocessing for children aged 1.5–8 years with PTSD: A multiple baseline experimental design (N = 19). European Journal of Psychotraumatology, 16(1). https://doi.org/10.1080/20008066.2024.2447654.
De Roos, C., Van der Oord, S., Zijlstra, B., Lucassen, S., Perrin, S., Emmelkamp, P. & De Jongh, A. (2017). Comparison of eye movement desensitization and reprocessing therapy, cognitive behavioral writing therapy, and wait-list in pediatric posttraumatic stress disorder following single-incident trauma: A multicenter randomized clinical trial. Journal of Child Psychology and Psychiatry, 58(11), 1219–1228. Retrieved from https://doiorg.silk.library.umass.edu/10.1111/jcpp.12768.
De Young, A. & Kenardy, J. (2017). Preventative Early Intervention for Children and Adolescents Exposed to Trauma, Cham: Springer International Publishing. https://doi.org/10.1007/978-3-319-46138-0_6.
De Young, A. C. & Landolt, M. A. (2018). PTSD in children below the age of 6 years. Current Psychiatry Reports, 20(11). https://doi.org/10.1007/s11920-018-0966-z.
Dilling, H., Freyberger, H. J., Cooper, J. E. & Weltgesundheitsorganisation (2012). Taschenführer zur ICD-10-Klassifikation psychischer Störungen, Bern: Huber.
Dilling, H., Mombour, W. & Schmidt, M. H. (2013). Internationale Klassifikation psychischer Störungen, ICD-10 Kapitel V(F), Klinisch-diagnostische Leitlinien (6. Aufl.), Bern: Huber.
Felitti, V. J., Anda, R. F., Nordenberg, D., Williamson, D. F., Spitz, A. M. & Edwards, V. (1998). Relationship of childhood abuse and household dysfunction to many of the leading causes of death in adults. American Journal of Preventive Medicine, 14, 4. doi:10.1016/S0749-3797(98)0 0017-8.
Frydenberg, E., Deans, J. & Liang, R. (2020). Promoting well-being in the pre-school years: Research, applications and strategies, Routledge: Taylor & Francis Group.
Gomez, A. (2021). Online Präsentation und Schulung, April 2021.
Greenwald, R. (1996). Psychometric review of the Problem Rating Scale. In: Stamm, B. H. (Hrsg.), Measurement of stress, trauma, and adaptation, S. 242–243, Lutherville, MD: Sidran.

Greenwald, R. (2005). Child trauma handbook: A guide for helping trauma-exposed children and adolescents, Philadelphia: Haworth Press.

Greenwald, R. & Rubin, A. (1999). Brief assessment of children's post-traumatic symptoms: Development and preliminary validation of parent and child scales. Research on Social Work Practice, 9, 61–75.

Gutermann, J., Schreiber, F., Matulis, S., Schwartzkopff, L., Deppe, J. & Steil, R. (2016). Psychological treatments for symptoms of posttraumatic stress disorder in children, adolescents, and young adults: A meta-analysis. Clinical Child and Family Psychology Review, 19(2), 77.

Haag, A. C., Landolt, M.A, Kenardy, J. A., Schiestl, C. M., Kimble, R. M. & De Young, A. C. (2020). Preventive intervention for trauma reactions in young injured children: Results of a multi-site randomised controlled trial. J Child Psychol Psychiatry, Sep;61(9):988–997. doi: 10.1111/jcpp.13193. Epub 2020 Jan 8. PMID: 31912485.

Heim, C. M., Entringer, S. & Buss, C. (2019). Translating basic research knowledge on the biological embedding of early-life stress into novel approaches for the developmental programming of lifelong health Psychoneuroendocrinology, 105, 123–137. PMID: 30578047. https://doi.org/10.1016/j.psyneuen. 2018.12.011.

Hitchcock, C., Goodall, B., Wright, I. M., Boyle, A., Johnston, D., Dunning, D., Gillard, J., Griffiths, K., Humphrey, A., McKinnon, A., Panesar, I. K., Werner-Seidler, A., Watson, P., Smith, P., Meiser-Stedman, R. & Dalgleish, T. (2022). The early course and treatment of posttraumatic stress disorder in very young children: Diagnostic prevalence and predictors in hospital-attending children and a randomized controlled proof-of-concept trial of trauma-focused cognitive therapy, for 3- to 8-year-olds. J Child Psychol Psychiatry, Jan;63(1):58–67. doi: 10.1111/jcpp.13460. Epub 2021 Jun 14. PMID: 34128219.

Hobfoll, S. E., Watson, P., Bell, C. C., Bryant, R. A., Brymer, M. J., Friedman, M. J., Friedman, M., Gersons, B. P., de Jong, J. T., Layne, C. M., Maguen, S., Neria, Y., Norwood, A. E., Pynoos, R. S., Reissman, D., Ruzek, J. I., Shalev, A. Y., Solomon, Z., Steinberg, A. M. & Ursano, R. J. (2007). Five essential elements of immediate and mid-term mass trauma intervention: Empirical evidence. Psychiatry, Winter;70(4):283–315; discussion 316–69. doi: 10.1521/psyc.2007.70.4.283. PMID: 18181708.

Hofmann, A. (2020). Depressionen behandeln mit EMDR (2020), Stuttgart: Klett-Cotta, ISBN: 9783608204490.

IN TERRA (2019). https://www.lpk-rlp.de/fileadmin/user_upload/Leitfaden_Therapie_zu_dritt.pdf.

ISTSS (2018). Posttraumatic Stress Disorder Prevention and Treatment Guidelines: Methodology and recommendations, hg. von der International Society for Traumatic Stress Studies. https://www.istss.org/getattachment/TreatingTrauma/New-ISTSS-Prevention-and-TreatmentGuidelines/ISTSS_Prevention Treatment Guidelines_FNL.pdf.aspx

Jaberghaderi, N., Greenwald, R., Rubin, A., Zand, S. O. & Dolatabadi, S. (2004). A comparison of CBT and EMDR for sexually abused Iranian girls. Clinical Psychology and Psychotherapy, 11(5), 358–368.

Jaberghaderi, N., Rezaei, M., Kolivand, M. & Shokoohi, A. (2019). Effectiveness of Cognitive Behavioral Therapy and Eye Movement Desensitization and Reprocessing in Child Victims of Domestic Violence. Iran J Psychiatry, Jan;14(1):67–75. PMID: 31114620; PMCID: PMC6505052.

Jarero, I., Artigas, L., Montero, M. & Lena, L. (2008). The EMDR integrative group treatment protocol: Application with child victims of a mass disaster. Journal of EMDR Practice and Research, 2(2), 97–105. https://doi.org/10.1891/1933-3196.2.2.97.

Keilson, H. (1991). Sequentielle Traumatisierung bei Kindern. Ergebnisse einer Follow-up-Untersuchung. Berlin & Heidelberg: Springer.

Klinger-König, J., Erhardt, A., Streit, F., Völker, M. P., Schulze, M. B., Keil, T., Fricke, J., Castell, S., Klett-Tammen, C. J., Pischon, T., Karch, A., Teismann, H., Michels, K. B., Greiser, K. H., Becher, H., Karrasch, S., Ahrens, W., Meinke-Franze, C., Schipf, S., Mikolajczyk, R., Führer, A., Brandes, B., Schmidt, B., Emmel, C., Leitzmann, M., Konzok, J., Peters, A., Obi, N., Brenner, H., Holleczek, B., Moreno Velàsquez, I., Deckert, J., Baune, B. T., Rietschel, M., Berger, K. & Grabe, H. J. (2024). Childhood trauma and somatic and mental illness in adulthood – Findings of the NAKO health study. Dtsch Arztebl Int, 121: 1–8. DOI: 10.3238/arztebl.m2023.0225.

Kushnir, J. & Sadeh, A. (2012). Assessment of brief interventions for nighttime fears in preschool children. Eur J Pediatr, 171, 67–75. https://doi.org/10.1007/s00431-011-1488-4.

Ladicha, L., Altemeyer, K.-.M. & Ramsauer, B. (2022). Die klinische Validierung des diagnostischen Elterninterviews »Diagnostic Infant and Preschool Assessment«. Diagnostica, Jg. 68, H. 3, Juli, ISSN: 0012-1924eISSN: 2190-622Xhttps://doi.org/10.1026/0012-1924/a000286.

Laitinen, L. (2020). A summary of the launch of the WHO report on the evidence base for arts and health, Helsinki, Finland, 11 November 2019. June 2020. Nordic Journal of Arts Culture and Health, 2(01):74–76 DOI:10.18261/issn.2535-7913-2020-01-07.

Landolt, M., Schnyder, U., Maier, T., Schönbucher, V. & Mohler-Kuo, M. (2013). Trauma Exposure and Posttraumatic Stress Disorder in Adolescents: A National Survey in Switzerland. Journal of traumatic stress, 26. 10. 1002/jts.21794.

Le Brocque, R. M., Dow, B. L., McMahon, H., Crothers, A. L., Kenardy, J. A., Williams, T. J. & Long, D. A. (2020). The course of post traumatic stress in children: Examination of symptom trajectories and predictive factors following admission to pediatric intensive care. Pediatric Critical Care Medicine, 21(7), e399–e406. https://doi.org/10.1097/PCC.0000000000002316.

Lempertz, D. (2015). Emmas kleines Wunder. Ein Buch über Psychotherapie und EMDR für Jungen und Mädchen. Köln: Verlag mebes & noack.

Lempertz, D. & Leutner, S. (2023). Katastrophe vor der Haustür – Sofortaktiv. Psychotraumatologisches Fachwissen in der Praxis. Norderstedt: Book on demand.

Lempertz, D., Wichmann, M., Enderle, E., Stellermann-Strehlow, K., Pawils, S. & Metzner, F. (2020) Pre-post study to asses EMDR-based group therapy for traumatized refugee preschoolers. J EMDR Practice and Research, 14(1):31–45.

Levy, A., Granot, R. & Peres, R. (2024). Lyrics do matter: how »coping songs« relate to well-being goals. The COVID pandemic case. Front Psychol., Dec 23;15:1431741. doi: 10.3389/fpsyg.2024.1431741. PMID: 39764070; PMCID: PMC11701978.

Lewis, S. J., Arseneault, L., Caspi, A., Fisher, H. L., Matthews, T., Moffitt, T. E., Odgers, C. L., Stahl, D., Teng, J. Y. & Danese A. (2019). The epidemiology of trauma and post-traumatic stress disorder in a representative cohort of young people in England and Wales. Lancet Psychiatry, Mar;6(3):247–256. doi: 10.1016/S2215-0366(19)30031-8. PMID: 30798897; PMCID: PMC6384243.

Lovett, J. (2007). Small wonders: Healing childhood trauma with EMDR. Riverside: Free Press.

Lupien, S. J., McEwen B. S., Gunnar M. R. & Heim C. (2009). Effects of stress throughout the lifespan on the brain, behaviour and cognition. Nat. Rev. Neurosci., 10, 434–445. 10.1038/nrn2639.

Maercker, A. (2023). PTSD: Update Diagnostik, Ätiopathogenese und Therapie, Universität Zürich, Psychologisches Institut. https://tagungen-klinikverbund.lvr.de/media/gesundes_leben/fokustagungen/fokustagung_2023/2_Maercker_Update_PTBS_etc._2023_Koln-bf.pdf.

Maercker, A., Brewin, C.R., Bryant, R.A., Cloitre, M., van Ommeren, M., Jones, L.M. et al. (2013). Diagnosis and classification of disorders specifically associated with stress: Proposals for ICD-11. World Psychiatry, 12(3), 198–206.

Manzoni, M., Fernandez, I., Bertella, S., Tizzoni, F., Gazzola, E., Molteni, M. & Nobile, M. (2021). Eye movement desensitization and reprocessing: The state of the art of efficacy in children and adolescent with post traumatic stress disorder. J Affect Disord., Mar 1;282:340-347. doi: 10.1016/j.jad.2020.12.088. Epub 2021 Jan 4. PMID: 33421861.

Mavranezouli, I., Megnin-Viggars, O., Daly, C., Dias, S., Meiser-Stedman, R., Trickey, D. & Pilling, S. (2019). Psychological and psychosocial treatments for children and young people with post-traumatic stress disorder: a network meta-analysis. Journal of Child Psychology and Psychiatry, doi:10.1111/jcpp.13094.

Maxfield, L. & Hyer, L. (2002). The relationship between efficacy and methodology in studies investigating EMDR treatment of PTSD. Journal of Clinical Psychology, 58(1), 23–41. https://doi.org/10.1002/jclp. 1127.

Mendoza-Weitman, L. (1992). Case study. EMDR Network Newsletter, 2(1), 11–12. doi:10.1007/BF02306581

Murray, A. (2017). Birdie and the flood. E-book, paperback, ISBN: 9780994600608, Download: https://www.childrens.health.qld.gov.au/our-work/birdies-tree-natural-disaster-recovery/birdies-tree-storybooks.

NHSW (2017). Public Health Network Cymru, hg. vom National Health Service Wales. https://www.youtube.com/channel/UCMHCo1raoEvsYJ_zmxaXcNw.

NICE (2018). Post-traumatic stress disorder. NG116. Management of PTSD in children, young people and adults (1.6.13), hg. vom National Institute for Health and Care Excellence. Retrieved from https://www.nice.org.uk/guidance/ng116/resources/posttraumatic-stress-disorder-pdf-66141601777861.

Osofsky, J.D., Osofsky, H.J., Weems, C.F., King, L.S. & Hansel, T.C. (2015). Trajectories of post-traumatic stress disorder symptoms among youth exposed to both natural and technological disasters. Journal of Child Psychology and Psychiatry, 56(12), 1347–1355. https://doi.org/10.1111/jcpp.12420.

Pervanidou, P., Makris, G., Chrousos, G., Agorastos. A. (2020). Early Life Stress and Pediatric Posttraumatic Stress Disorder. Brain Sci., Mar 14;10(3):169. doi: 10.3390/brainsci10030169. PMID: 32183256; PMCID: PMC7139542.

Petzold, H.G. (1984). Vorüberlegungen und Konzepte zu einer integrativen Persönlichkeitstheorie. Integr Ther, 10: 73–115.

Rezayat, A.A., Sahebdel, S., Jafari, S. et al. (2020). Evaluating the Prevalence of PTSD among Children and Adolescents after Earthquakes and Floods: A Systematic Review and Meta-Analysis. Psychiatr Q, 91, 1265–1290 (2020). https://doi.org/10.1007/s11126-020-09840-4.

Rosner, R., Gutermann J., Landolt M.A., Plener P. & Steil R. (2019). Behandlung der PTBS bei Kindern und Jugendlichen. In: Schäfer, I. et al. (Hg.), S3-Leitlinie Posttraumatische Belastungsstörung, Berlin & Heidelberg: Springer.

Sack, M., Lempa, W., Steinmetz, A., Lamprecht, F. & Hofmann, A. (2008). Alterations in autonomic tone during trauma exposure using eye movement desensitization and

reprocessing (EMDR) – Results of a preliminary investigation. Journal of Anxiety Disorders, 22(7), 1264–1271.
Scheeringa, M. S. & Zeanah, C. H. (2001). A relational perspective on PTSD in early childhood. J Trauma Stress, Oct;14(4):799–815. doi: 10.1023/A:1013002507972. PMID: 11776426.
Shapiro, E. & Laub, B. (2008). Early EMDR intervention (EEI): A summary, a theoretical model, and the recent traumatic episode protocol (R-TEP). Journal of EMDR Practice and Research, 2(2), 79–96. https://doi.org/10.1891/1933-3196.2.2.79.
Shapiro, F. (1995). Eye movement desensitization and reprocessing, New York & London: Guilford.
Shapiro, F. (2018). Eye movement desensitization and reprocessing (EMDR): Basic principles, protocols, and procedures (3. Aufl.), New York & London: Guilford Press.
Siegel, D. J. (1999). The developing mind: Toward a neurobiology of interpersonal experience, New York & London: Guilford Press.
Söndergaard, H. P. & Elofsson, U. (2008). Psychophysiological studies of EMDR. Journal of EMDR Practice and research, 2(4), 282–288.
Tang, B., Deng, Q., Glik, D., Dong, J. & Zhang, L. (2017). A Meta-Analysis of Risk Factors for Post-Traumatic Stress Disorder (PTSD) in Adults and Children after Earthquakes. Int J Environ Res Public Health. 2017 Dec 8;14(12):1537. doi: 10.3390/ijerph14121537. PMID: 29292778; PMCID: PMC5750955.
Tedeschi, R. & Calhoun, L. (2004). Tedeschi RG, Calhoun LGPosttraumatic growth: conceptual foundations and empirical evidence. Psychol Inq 15(1): 1–18. Psychological Inquiry – PSYCHOL INQ. 15. 1-18. 10. 1207/s15327965pli1501_01.
Terr, L. C. (1991). Childhood traumas: An outline and overview. American Journal of Psychiatry, 148, 10–20.
Tinker, R. H. & Wilson, S. A. (1999). Through the eyes of a child: EMDR with children, New York: Norton.
Tinker, R. H. & Wilson, S. A. (2000). EMDR mit Kindern: Ein Handbuch, Paderborn: Junfermann.
van der Kolk, B. A. (2005). Developmental trauma disorder. Toward a rational diagnosis for children with complex trauma histories. Psychiatric Annals, 35(5), 401–408i.e.
Vasileva, M., Haag, A.-C., Landolt, M. & Petermann, F. (2018). Posttraumatic Stress Disorder in Very Young Children: Diagnostic Agreement Between ICD-11 and DSM5. Journal of Traumatic Stress, Aug 31, 529–539.
Willard, C. & Saltzman, A. (2017). Achtsamkeit für Kinder und Jugendliche. Freiburg/ Breisgau: Arbor-Verlag, ISBN: 978-3-86781-169-9.
Witt, A., Sachser C., Plener P. L., Brähler E. & Fegert J. M. (2013). The Prevalence and Consequences of Adverse Childhood Experiences in the German Population. Dtsch Arztebl Int. 2019 Sep 20;116(38):635-642. doi: 10.3238/arztebl.2019.0635. PMID: 31617486; PMCID: PMC6829158.
WHO (2018). International Classification of Diseases, ICD-10, hg. von der World Health Organisation. https://icd.who.int/en.
WHO (2019). International Classification of Diseases. ICD-11, hg. von der World Health Organisation. https://icd.who.int/en.
WHO (2024). Psychological interventions implementations manual: Integrating evidence-based psychological interventions into existing services, hg. von der World Health Organisation, Genf: WHO: 2024. License: CC BY-NC-SA 3.0 IGO.

Woolgar, F., Garfield, H., Dalgleish, T. & Meiser-Stedman, R. (2022). Systematic Review and Meta-analysis: Prevalence of Posttraumatic Stress Disorder in Trauma-Exposed Preschool-Aged Children. J Am Acad Child Adolesc Psychiatry, Mar;61(3):366–377. doi: 10.1016/j.jaac.2021.05.026. Epub 2021 Jul 6. PMID: 34242737; PMCID: PMC8885427.

Yates, T. S. et al. (2025). Hippocampal encoding of memories in human infants. Science, 387,1316–1320. DOI:10.1126/science.adt7570.

Yule, W. (1994). Posttraumatic stress disorder. In: Ollendick, T. H., Neville, J. K. & Yule, W. (Hrsg.). International handbook of phobic and anxiety disorders in children and adolescents, S. 223–240, New York et al.: Plenum Press.

Downloads

Audio-Dateien

Zum Ausdrucken